La Riflessologia Plantare

Titolo | La Riflessologia Plantare
Autore | Massimiliano Spano

ISBN | 978-88-91179-34-0

Youcanprint Self-Publishing
Via Roma, 73 - 73039 Tricase (LE) - Italy
www.youcanprint.it
info@youcanprint.it
Facebook: facebook.com/youcanprint.it
Twitter: twitter.com/youcanprintit

MASSIMILIANO SPANO

LA RIFLESSOLOGIA PLANTARE

secondo il metodo Spano

Mappe fotografiche precise e dettagliate, testo teorico e pratico, schemi completi.

INDICE

Ringraziamenti:

Grazie di cuore a chi mi è stato vicino nella mia vita, a chi mi ha fatto crescere come sono, a chi mi ha dato amore, a chi è stato/a parte importante della mia vita, anche solo per un giorno.

LA RIFLESSOLOGIA PLANTARE, CENNI STORICI.

In Occidente questa tecnica è stata riscoperta per merito di un medico statunitense, il **Dott. W. H. Fitzgerald** (1872-1942), ma per capire le origini proprie di quest'arte dobbiamo andare indietro nella storia di millenni.

La storia ci rimanda **indietro nel tempo** e in **luoghi molto diversi**. Era praticata dagli **nativi americani** ed ancora oggi è una disciplina che quei popoli continuano a tramandare alle nuove generazioni. In Cina e India si ritorna indietro di 5000 anni. Dalla più antica letteratura ritrovata, si vede come già in Egitto si "toccavano i piedi" per trarne beneficio 5000 anni fa. E lo stesso succedeva nell'ex URSS e in Africa. Strano e stupefacente vedere come nelle varie parti del mondo quando ancora non esisteva nessun mezzo di comunicazione ogni popolo era alla ricerca di un'arte medica e curativa, e partendo da basi e studi anche totalmente diversi arrivarono tutti allo stesso risultato. Nella **tomba di Akhamahor** meglio conosciuta come "la tomba del medico" è stato rinvenuto un dipinto murale che riporta un trattamento di riflessologia datato 2330 a.c..

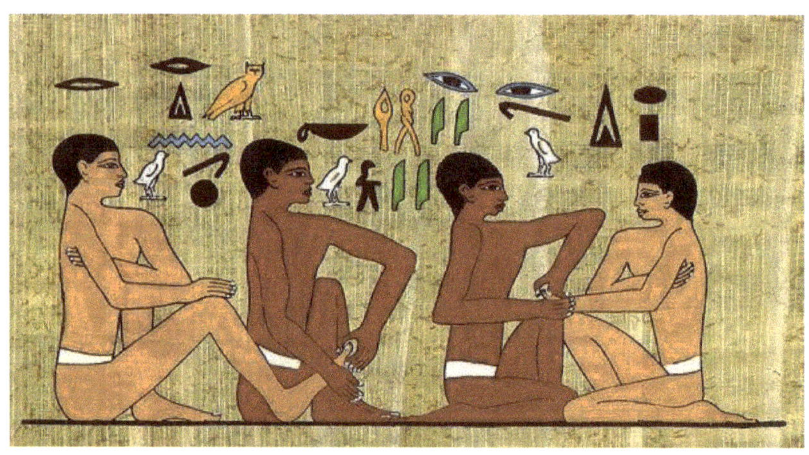

Per quanto riguarda l'Europa centrale, i medici Adamus ed A'tatis (intorno all'anno 1852) incominciarono a descrivere dei metodi simili. Nello stesso periodo il dr. Ball pubblicò uno scritto dal nome "Trattamento mediante compressione di determinati punti di organi lontano da essi". La storia ci conferma che il ventesimo Presidente americano Garfield (1831-1881), con l'utilizzo di tali compressioni, riuscì ad eliminare i dolori causati da ferite riportate in un attentato, mentre qualsiasi altro precedente medicamento antalgico della medicina convenzionale non aveva dato risultati.

Fu solo alla fine del 1800 e ai primi del 1900 che

questa metodologia venne introdotta in Occidente, grazie agli studi del Dott. W. **Fitzgerald**. Egli divenne il padre della moderna riflessologia plantare riuscendo a dimostrare a livello scientifico i risultati positivi che per anni si registravano solo a livello empirico. Nato nel 1872, laureatosi nel 1895 presso l'Università del Vermont, visse per alcuni anni in Europa dove praticò in cliniche di Parigi, Londra e Vienna. Nel 1902 quando era un otorinolaringoiatra ormai affermato iniziò a sperimentare la riflessologia esercitando delle **forti pressioni sulle dita delle mani** per lenire il dolore. I suoi studi durarono circa 15 anni e culminarono con la pubblicazione del libro "Terapia zonale come alleviare il dolore in casa". Riconosciuto come "il Fondatore della Riflessologia Plantare", egli condusse vari Corsi di apprendimento e riunì molti praticanti.

Nel 1916 il dr F. Bowers riconsiderò la terapia del dr. Fitzgerald, chiamandola "terapia zonale" Nell'anno seguente venne pubblicato un nuovo libro di terapia zonale scritto da entrambi gli autori sopraccitati. Questo nuovo volume diede un considerevole aiuto nello svolgimento della propia attività a medici pratici, ginecologi, dentisti, otorinolaringoiatri, e divennero noti i presupposti terapeutici della "riflessoterapia".

Il Dott. **Joe Shelby Riley** proseguì il lavoro di Fitzgerald insieme alla sua collaboratrice **Eunice**

Ingham. Quest'ultima si appassionò a tal punto da iniziare lo studio della riflessologia del piede.

Dopo anni di studio E. Ingham apportò due **notevoli progressi alla disciplina**: esercitava le pressioni sul piede usando solo le dita delle mani e principalmente il pollice ed inoltre **tracciò la prima mappa zonale del piede** in rapporto con gli organi del corpo.

Il suo lavoro venne riportato nei suoi due libri "Le storie che i piedi possono raccontare" e "Storie che i piedi hanno raccontato".

La Riflessologia Plantare rientra tra le **medicine naturali**, e agisce tramite il centro di comando di tutte le attività corporee, fisiche e psichiche, ovvero tramite il nostro **sistema nervoso**.

Tutto il corpo umano è sede di punti riflessi. Esistono però zone in cui le **concentrazioni nervose** sono più notevoli, queste zone sono collocate nelle **parti più periferiche** del corpo: la testa, le mani e i piedi, passando tutte per la colonna vertebrale.

Il Dr. Fitzgerald concentrò il proprio lavoro sulla parte del nostro corpo che possiede più terminazioni nervose: **i piedi.**

Dopo anni di studio il Dr. Fitzgerald disegnò una **mappa delle varie zone del piede** corrispondenti a **determinati organi** interni e riuscì a dimostrare che, massaggiando tali zone, si ottenevano diversi benefici. Egli riportò alla luce una vecchia tecnica curativa e scoprì che con un particolare tipo di massaggio si potevano curare diverse patologie. Egli scoprì anche che palpando accuratamente e con una certa energia il piede si poteva arrivare a **stabilire lo stato di salute** dell'intero organismo: da qui egli creò un suo metodo che si basa su due tipi di ricerca: la **ricerca visiva e la ricerca dei punti dolenti.**

In ogni piede si trovano circa 7.200 terminazioni nervose che intessono estesi collegamenti, tramite il midollo spinale ed il cervello, con **tutte le parti del corpo**.

Sono proprio gli **impulsi nervosi** che permettono di arrivare all'organo o agli organi che stimolati attraverso il **massaggio plantare** vengono sbloccati e dunque riequilibrati.
Il dr. Fitzgerald ha studiato una prima mappatura, suddividendo il corpo umano in 10 linee verticali che attraversano tutto il corpo fino alle estremità (mani e piedi) ed in tre linee orizzontali che identificano il cingolo scapolare, il margine costale ed il cingolo pelvico. Tali linee, riportate anche sui piedi, operano la seguente divisione:

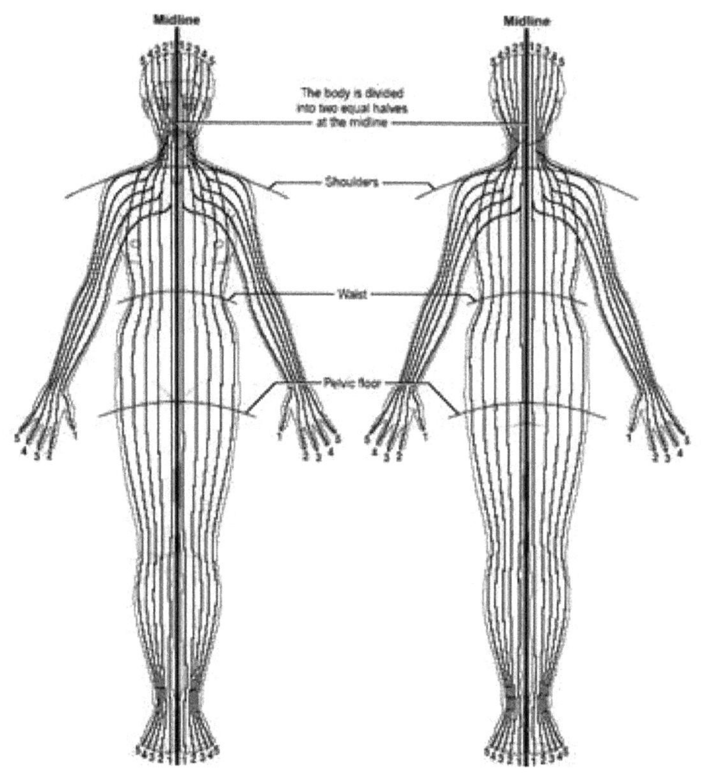

Gli organi della testa e del collo (A), posti tutti al disopra della linea cingolo scapolare (x), si trovano nell'area di tutte le dita del piede. Gli organi del torace (B) tra la linea cingolo scapolare e quella margino costale inferiore (y), in un'area che corrisponde mediamente alla zona del metatarso. Gli organi dell'addome e del bacino (C), tra la linea margino costale inferiore e quella cingolo pelvico (z), in corrispondenza della zona del tarso fino ai malleoli interni ed esterni (vedi figura).

6

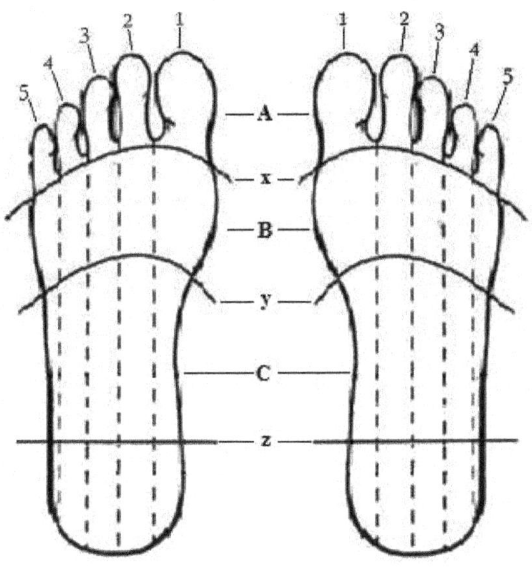

Da questo tipo di indagine e dalla ricerca di altri studiosi si è arrivati a stabilire la mappa delle zone riflesse. Oggi è possibile stabilire il trattamento personalizzato e arrivare a ristabilire lo stato di salute.

LA RIFLESSOLOGIA PLANTARE, INTRODUZIONE.

La Riflessologia Plantare si definisce una tecnica di massaggio o, più precisamente, di microstimolazione puntiforme applicata sui piedi. Parte dalla motivazione che sui piedi e si trovino riflessi tutti gli organi, le ghiandole, e le varie parti del corpo. Applicando il massaggio riflessogeno si può ottenere un effetto o influire sull'organo, o sistema, corrispondente al riflesso stimolato.

Definizione di **RIFLESSO**: "Risposta che l'organismo dà involontariamente e talvolta anche inconsciamente a stimoli provenienti dall'ambiente che lo circonda, o dal suo interno stesso. Il riflesso ha sempre un finalismo, la reazione che scatena è sempre utile all'economia dell'intero organismo."

Tra le varie risposte che un riflesso può dare potremo avere varie conseguenze, tra cui le più importanti:

•   Stimolazione nervosa, basata sulla relazione fra le terminazioni dei nervi presenti nelle zone riflesse ed il punto in cui è presente il dolore. La pressione sulla zona riflessa avrebbe quindi il compito di inviare comunicazioni al cervello, stimolandolo ad intervenire sul problema riscontrato.

• Liberazione di ormoni, fondata sulla scoperta del controllo del cervello sull'apparato endocrino. Secondo la teoria della riflessologia è sufficiente massaggiare le zone riflesse doloranti, per stimolare il cervello a liberare ormoni cerebrali, quali l'endorfina, con conseguente azione terapeutica.

• Stimolazione del sistema linfatico, favorita dalla pressione di alcuni punti riflessi che attuerebbe l'accelerazione della circolazione linfatica con benefici su tutto l'organismo.

• Stimolazione del sistema sanguigno, avente lo scopo di migliorare la circolazione e diminuire la presenza di scorie.

• Potenziale elettrico, che si creerebbe tra varie parti del corpo. In base al modello della riflessologia, i punti riflessi sono paragonabili agli interruttori mentre gli organi svolgono la funzione di accumulatori e quindi agendo sugli interruttori si riattiverebbe la circolazione elettrica.

• Influenze psicologiche, spiegabili con la grande importanza che la mente riveste sulla origine dei disturbi fisici.

La Riflessologia Plantare, come anche l'agopuntura

ed altri metodi di medicina complementare, per noi occidentali è stata considerata per molto tempo una pratica incomprensibile, complessa e con efficacia non provata in ambito medico, ma oggi grazie alla sua potenzialità comincia ad essere diffusa in tutto il mondo, anche in molti ospedali dei Paesi industrializzati.

La Riflessologia è una terapia olistica, basata quindi sul principio generale che ogni aspetto della vita dell'individuo influirebbe sul benessere e sulla salute della persona, e ha l'intento di operare promuovendo un riequilibrio dell'intero organismo al fine di stimolarne le capacità di autoguarigione.

La Riflessologia Plantare è una terapia non convenzionale, fa parte della medicina complementare, e non alternativa. Va sottolineato infatti che il riflessologo non è un medico, e non fa diagnosi mediche. Soprattutto non intende interferire con le terapie o con i pareri medici convenzionali, sostenendo il suo ruolo di professionista nell'affiancarsi e non sostituirsi alla medicina convenzionale.

RAPPORTO CON ORGANI E SENTIMENTI.

"la grandezza del problema non è in proporzione al problema in sé, ma al nostro modo di metterci in relazione con esso"

MASSIMILIANO SPANO

La Medicina Tradizionale Cinese (come anche altri studi di medicina effettuati in varie parti del mondo) attribuisce ai cinque organi pieni (Fegato, Cuore, Milza, Polmone, Rene) e ai cinque organi cavi (Colecisti, Intestino Tenue, Stomaco, Intestino Crasso, Vescica) un ruolo più ampio e, in certi casi, anche diverso da quello descritto nella Medicina occidentale. In questo libro, come nella Medicina Tradizionale Cinese (MTC) per Organo intendiamo non soltanto la parte anatomica da noi conosciuta in Occidente, ma anche il sistema funzionale e la sfera d'influenza: ciò che noi anche definiremo come "energia" dell'organo (Qi), che agisce su determinati tessuti e distretti organici, anche lontani tra loro dal punto di vista anatomico. Molti compiti assegnati al Fegato dalla Medicina Tradizionale Cinese o dalla Medicina Bioenergetica sono generalmente attribuiti dalla Medicina occidentale al sistema neurovegetativo; per quanto riguarda la Milza, nella MTC comprende anche le attività enzimatiche e ormonali del pancreas; e invece al Rene vengono attribuite azioni elaborate dalle ghiandole endocrine, dal sistema emopoietico e dall'asse ipotalamo-ipofisario-surrenale. In questo libro, per chi ha cognizioni limitate di MTC, bioenergetica o visione olistica dell'Individuo, consigliamo di cercare di adattarsi a questa visione, di iniziare a vedere il corpo sotto un altro aspetto, come Mondo Intero, come parte unica nel suo insieme, in ciò che si vede e in ciò che Noi non vediamo (corpo, mente, energia). In questo modo potrà anche capire se affermiamo che il nostro movimento dipende dall'energia del Fegato, perché al Fegato appartengono i tendini e la capacità dei muscoli di contrarsi; oppure che la gola, il naso, la voce e la pelle vengono sostenuti dall'energia dei Polmoni.

Ogni Organo ha un ruolo specifico nella formazione, conservazione e utilizzo dell'energia presente nel nostro organismo. I disturbi nelle funzioni degli Organi associati anche a sentimenti o emozioni che troverete elencati in questo capitolo vi daranno un'idea sul tipo di problema che può nascere anche da una semplice alterazione della loro attività. Le indicazioni contenute in questo capitolo vi serviranno per farvi un'idea su quale o quali Organi dovete porre maggior attenzione se si accusano dei sintomi sotto citati.

Come vedremo quí di seguito, ad ogni Organo è associato un colore, una condizione ambientale (caldo, umido...), una nota, cioé una "frequenza vibrazionale", i quali aumentano il processo energetico e danno forza e potenza all'Organo stesso, e gli danno un input energetico per acquistare nuova energia. Vedremo anche che ad ogni Organo corrisponde una fascia oraria e una stagione, in cui tale organo ha maggiore influenza nell'organismo, ed è piú predisposto ad essere trattato; o al contrario la fascia oraria e la stagione piú problematica per l'Organo stesso, in cui maggiormente si puó ammalare.

IL FEGATO

"Dare importanza al trattamento del Fegato significa aver assicurato il cinquanta per cento delle guarigioni."

ZHIYI BIBIAN

Il compito del Fegato è quello di modulare la forza dei movimenti e delle funzioni. Il suo ruolo non si limita all'eliminazione dei prodotti di scarto attraverso centinaia di reazioni enzimatiche, ma aiuta anche a mantenere l'equilibrio emozionale e l'equilibrio di giudizio della persona, adattandolo ai cambiamenti.

Il Fegato controlla il **movimento** dei **tendini**, dei **muscoli** e delle parti elastiche. Se il Fegato è in equilibrio, anche i movimenti muscolo-tendinei sono in equilibrio e coordinati. **I tic facciali, i crampi, le contratture, le rigidità degli arti, la debolezza muscolare, la lassità dei legamenti nelle persone soggette a frequenti "storte"** possono essere tutti sintomi patologici a carico del Fegato, come anche in forma più grave l'inabilità a estendere o flettere gli arti, o le **paralisi facciali**, possono essere tutte patologie a carico di un Fegato non "sano".

Il Fegato **filtra il sangue**, e ne regola la sua qualità a livello nutritivo e immunitario.

L'energia del Fegato è visibile nelle **unghie**, essendo per la MTC le unghie un prolungamento tendineo (unghie fragili, striate o indurite rappresentano un indebolimento del Fegato), e nella **vista** (la facilità a contrarre malattie agli occhi può indicare un Fegato debole).

Il Fegato è l'Organo che permette una persona di **reagire agli shock** di ogni tipo. Se il Fegato è indebolito al soggetto può capitare di reagire ad un'emergenza in maniera esagerata, di andare in panico o di essere incapace di agire. La facilità a distrarsi e il non riuscire ad organizzare i propri programmi giornalieri possono essere caratterizzati da un'ipofunzione epatica.

Il Fegato controlla la **collera**. La collera, la rabbia trattenuta per lunghi periodi o la depressione col tempo finiscono per danneggiare il Fegato (ecco perché le espressioni comuni come "distruggersi il Fegato" o "rodersi il Fegato" dalla rabbia). Quindi l'emozione associata al Fegato è la **rabbia**, regolata dall'**urlo**. Ogni volta che "regoliamo" i nostri avvenimenti e i nostri problemi con l'urlo, con lo sfogo di grandi collere, mobilitiamo tutta l'energia del Fegato in quella direzione, privandolo così di gran parte dell'energia che avrebbe dovuto avere per svolgere la sua funzione fisica, portandolo così a non svolgere correttamente il suo ruolo digestivo. In caso contrario, collere quasi sempre represse, trattenute sistematicamente, concentreranno e addenseranno tutta l'energia nel fegato, e rischieranno col tempo di trasformarsi in patologie più gravi, come cisti, cirrosi, tumore. **L'immagine che abbiamo di noi stessi, o quella che gli altri ci trasmettono, è regolata in gran parte dal Fegato.**

I problemi legati al Fegato possono anche spiegarci la nostra difficoltà a vivere o accettare i nostri sentimenti, i nostri affetti o ciò che ci trasmette quello che ci circonda.

Il colore associato al Fegato è il **verde** (come la bile). La stagione legata è la **primavera**.

L´orario di massima funzione energetica è dall'1 alle 3. Teme la condizione ambientale caldo-umida. La frequenza vibrazionale che lo ricarica è data dalla nota "LA". Il sapore che aiuta tale organo è l'agro e acido, ma non eccessivo.

IL FEGATO

COMPITO FISICO	Coordina <u>movimento</u> tendini, muscoli e parti elastiche; filtra e controlla la quantità di sangue;
COMPITO MENTALE	Adatta ai cambiamenti; equilibrio e emozionale; fa reagire bene agli shock;
VISIBILE IN	Unghie (fragili, indurite, striate = Fegato debole)
ORGANO DI SENSO ACCOPPIATO	Occhi
LIQUIDO CONTROLLATO	Bile, lacrime (irritazione occhi con + lacrimazione = troppo yang del Fegato, con secchezza = poco yin del Fegato)
POSSIBILI PROBLEMI FISICI	Tic facciali, crampi, contratture, arti rigidi, debolezza muscolare e dei legamenti, frequenti storte, paralisi facciali, ipoglicemia, sbalzi di pressione arteriosa, seborrea (pelle e cuoio capelluto grassi), foruncolosi, contratture cervicali, tendiniti, vertigini, ronzii alle orecchie, capogiri, stipsi, sciatica, colite, dolori intercostali, bruciori di stomaco, dolori al seno, alle orecchie o agli occhi, bolo isterico, bruciori di stomaco, cisti, cirrosi, tumore, cefalee temporali e occipitali, nevralgie, malattie dei nervi periferici, tiroiditi, prostatiti, dolori mestruali, sindrome premestruale.
POSSIBILI PROBLEMI EMOZIONALI	Reagire in maniera esagerata, andare in panico, o non reagire davanti un problema; distrarsi da programmi
EMOZIONE	Rabbia
REGOLATA DA	Urlo
COLORE	Verde

STAGIONE	Primavera
ORA	1-3
ORE CRITICHE	Da Eccesso: 23-3 e 7-11. Da Deficit:11-15 e 3-7 (compresa Colecisti).
Tende ad ammalarsi in	Primavera e fine estate, estate e autunno
TEME	Caldo-umido
POSSIBILE CODICE	4
ELEMENTO	Legno
NOTA	La
SAPORE D'AIUTO	Agro e acido, ma non eccessivo

La Colecisti (Cistifellea)

e il Fegato.

La Colecisti come Viscere è accoppiata al Fegato. La Colecisti è responsabile della conservazione e del trasporto della **bile**, coordina le secrezioni delle ghiandole del tubo digerente (*la saliva, la bile, i succhi gastrici, pancreatico, enterico e duodenale*), distribuisce gli elementi nutritivi e regolarizza l'equilibrio energetico in tutto il corpo. A livello psichico la Colecisti regola la nostra **capacità di prendere decisioni**, e di metterle in atto, il nostro coraggio e la capacità di resistenza. Chi ha problemi legati a questo Viscere può essere colpito da una **sensazione di sconfitta** legata alle circostanze della vita, e che incoraggiando tale sensazione col tempo la coltiverà e la realizzerà in certi ambiti. La persona che soffre di calcoli biliari può essere che abbia esagerato con un'alimentazione grassa, ma può essere anche che ha subito frustrazioni in ambito decisionale, aver avuto impedimenti nel prendere decisioni e\o nel metterle in pratica.

Le malattie della Cistifellea possono significare che il senso della verità e di ciò che è giusto non è molto chiaro, o che è eccessivo, fino alla tendenza a costringere, usare o addirittura manipolare le persone intorno (ovviamente dandosi delle buone motivazioni che sono solo personali).

L´emozione associata alla Cistifellea è la **rabbia**, ma regolata dal **movimento.**

L´orario di massima funzione energetica è dalle 23 all'1. La condizione ambientale che teme è caldo-umido come il suo corrispettivo Organo, come anche la freuenza vibrazionale che lo ricarica (LA) e come il suo colore (verde).

Cistifellea

COMPITO FISICO	Conservazione e trasporto della bile, coordina le secrezioni delle ghiandole del tubo digerente (saliva, bile, succhi gastrici, pancreatico, enterico e duodenale)
COMPITO MENTALE	Capacità di prendere decisioni. Gestire i nostri sentimenti e chiarirli.
POSSIBILI PROBLEMI FISICI	Calcoli biliari, malattie epatiche
POSSIBILI PROBLEMI EMOZIONALI	Sensazione di sconfitta. Non è molto chiaro o eccessivo il senso della verità e del giusto. Tendenza a manipolare gli altri.
EMOZIONE	Rabbia
REGOLATA DA	Movimento
COLORE	Verde
ORA	23-1
ELEMENTO	Legno
POSSIBILE CODICE	4

IL CUORE

Il Cuore coordina l'attività degli altri Organi e dei Visceri. Oltre a dare l'impulso alla circolazione sanguigna (che fino a tre secoli fa era una funzione ignorata in Occidente), il Cuore armonizza, supervisiona e coordina l'attività degli altri Organi.

Le caratteristiche del Cuore si manifestano attraverso l'**articolazione della parola**, la sua energia si manifesta sulla **lingua** (color rosso-ulcerata, porpora o punta arrossata rivelano problemi all'Organo). Disturbi della coordinazione della parola legate all'attività mentale come la balbuzie, possono essere legate alla funzione del Cuore, perché è quest'Organo che ci permette di tradurre i pensieri in parola (insieme al Polmone che ci da l'abilità a emettere suoni e voce).

Il sentimento regolato dal Cuore è la **gioia**, e l'equilibrio di tale sentimento verrà regolato dalle **parole** (una persona che si esprime tanto con le parole, fino a divenire anche logorroica, o che parla molto poco). Un Cuore in equilibrio tende a mantenere in equilibrio anche tale sentimento. Chi ha una visione pessimistica o negativa della vita, o di ciò che lo circonda, o chi esprime la propria gioia in maniera esagerata e a volte impropria, manifesta un disturbo a carico del Cuore. Invece, di conseguenza, una gioia eccessiva, o un lutto, o un grosso spavento, possono danneggiare il cuore. Diversi infarti o scompensi cardiaci possono nascere ad esempio da una grande vincita improvvisa, o da un grande lutto, o dal ritrovare una persona cara creduta prima morta. Il **piangere o ridere senza una motivazione** valida, senza ragione, possono essere causati da un problema al Cuore.

Il Cuore controlla il **sudore**, quindi una sudorazione eccessiva e non giustificata indica una debolezza di tale Organo.

A differenza del Rene, il Cuore è un Organo che **teme il calore**.

Per la Medicina occidentale tutte le funzioni mentali vengono elaborate e svolte dal cervello. Invece per la MTC tutte le attività psico-emotive e spirituali vengono elaborate e svolte dal Cuore, il quale regola la personalità di ognuno. Infatti qualsiasi disturbo che colpisce il Cuore può portare disturbi mentali come: **agitazione, insonnia, sonno disturbato, confusione mentale, vuoti di memoria, parlare in maniera confusa**. Per mezzo del suo ritmo, è in grado di rispondere istantaneamente a tutte le minime sollecitazioni, sia fisiologiche (sforzo fisico) che psicologiche (emozioni).

Le malattie legate al cuore ci possono spiegare le nostre difficoltà a vivere il sentimento dell'amore e a gestire le nostre emozioni, che hanno la tendenza a prendere il sopravvento su tutto il resto che ci circonda. Possono significare anche che lasciamo troppo spazio nella nostra testa all'odio, alla violenza, al risentimento, che sfoghiamo per vie trasverse (sport o altro).

Il colore legato al Cuore che gli da energia è il rosso, come il colore del liquido ad esso legato, il sangue. La stagione invece è l'estate, anche se teme il calore, ed è la stagione che quindi tenderà ad ammalarsi, specialmente con caldo intenso.

L'ora di massima energia è dalle 11 alle 13, è infatti l'ora in cui statisticamente ci sono più infarti (specialmente d'estate e in pieno caldo).

La frequenza che lo ricarica è data dalla nota "DO". Il sapore che aiuta il suo lavoro è l'amaro, ma non eccessivo.

Il Pericardio è la struttura che protegge il Cuore dalle aggressioni esterne, specialmente dal calore, di cui il cuore è particolarmente sensibile.

IL CUORE

COMPITO FISICO	Armonizza, supervisiona e coordina l'attività degli altri organi. Controlla la circolazione del sangue.
COMPITO MENTALE	Armonizza, supervisiona e coordina tutte le attività psicoemotive. E' affaticato dalle grandi emozioni.
VISIBILE IN	Articolazione della parola (balbuzie, logorroico, parla poco..) e nel viso.
ORGANO DI SENSO ACCOPPIATO	Lingua (rosso ulcerata, porpora, punta arrossata...).
LIQUIDO CONTROLLATO	Sangue, sudore (sudorazione eccessiva non giustificata = debolezza organo).
POSSIBILI PROBLEMI FISICI	Agitazione, insonnia, sonno disturbato, confusione mentale, vuoti di memoria, poca sudorazione o troppa ingiustificata, problemi legati alla parola, piangere o ridere senza ragione. In sindrome **da eccesso:** viso arrossato, poss. afte in bocca, lingua con punta arrossata, vampate, eczema secco. In sindrome **da deficit:** viso biancastro con rossore diafano, pressione arteriosa bassa, facilità a sentire caldo o freddo, anemia, può svenire facilmente.
POSSIBILI PROBLEMI EMOZIONALI	Visione pessimistica della vita (ipofunzione cuore), emotività eccessiva. Difficoltà a vivere il sentimento dell'amore, dando spazio all'odio, la possibile violenza, sfogabile con lo sport.
EMOZIONE	Gioia
REGOLATA DA	Parole
COLORE	Rosso
STAGIONE	Estate
ORA	11-13
ORE CRITICHE	Da Eccesso: 11-15 e 3-7. Da Deficit: 23-3- e 15-17 (compreso Intestino Tenue).

Tende ad ammalarsi in	Estate e con caldo intenso
TEME	Caldo
POSSIBILE CODICE	1
ELEMENTO	Fuoco
NOTA	Do
SAPORE D'AIUTO	Amaro, ma non eccessivo.

L'Intestino Tenue e il Cuore.

Il Viscere correlato al Cuore è l'intestino Tenue. E' il Viscere che assicura l'assimilazione degli alimenti, controllando la separazione di quelli "puri" (diretti poi verso la Milza-Pancreas) da quelli "impuri" (diretti poi verso l'Intestino Crasso e la Vescica). Nel corpo umano l'Intestino Tenue misura circa sei metri di lunghezza. Questo gli permette di effettuare un'accurata selezione, fra ciò che è assimilabile (che entra poi nel sangue e nel sistema linfatico) e ciò che non è utile all'organismo (che proseguirà verso l'Intestino Crasso e la Vescica). Si occupa del metabolismo digestivo finale, compiendo l'ultima trasformazione degli elementi nutritivi prima di essere trasportati nel sangue.

I problemi legati all'Intestino Tenue (come ulcera, diarrea) sono in relazione alla nostra difficoltà di assimilare le esperienze, o che abbiamo la tendenza a giudicarle in maniera eccessiva in termini di bene o male, giusto o sbagliato. Come il suo compito di selezionare il puro dall'impuro dal punto di vista alimentare, così come Viscere legato al Cuore ha il compito di **selezionare tutte le nostre emozioni**, tutti i nostri pensieri (progetti, passioni, desideri...)

tutto ciò che dal cervello e dagli organi di senso passa al Cuore, **e di prendere la decisione su di essi**, scartando ciò che poi riteniamo non buono, e concretizzare ciò che invece ci risulta buono.

Il sentimento legato all'Intestino Tenue è la **gioia** come per il Cuore, ma rispetto a tale Organo il metodo per esprimerla è la **discussione**.

L´ora di sua massima funzione è dalle 13 alle 15, per tutto il resto (colore, stagione, nota) è uguale al suo Organo corrispettivo, il Cuore.

Intestino Tenue

COMPITO FISICO	Controlla la separazione degli alimenti "puri" da "impuri", selezionandoli.
COMPITO MENTALE	Assimilare le esperienze, mettere in pratica le decisioni prese, selezionare le emozioni.
POSSIBILI PROBLEMI FISICI	Ulcera, diarrea, stipsi (eccessivo Calore).
POSSIBILI PROBLEMI EMOZIONALI	Difficoltà nello svolgere il suo compito mentale.
EMOZIONE	Gioia
REGOLATA DA	Discussione
ORA	13-15
ELEMENTO	Fuoco
POSSIBILE CODICE	1

LA MILZA

La Milza controlla la digestione (dei cibi solidi e liquidi), il trasporto e la trasformazione dei liquidi. Mantiene il sangue all'interno dei vasi: **emorroidi, facilità di lividi, emorragie funzionali uterine**, possono essere causati da un problema legato alla Milza. Ricordiamo in questo caso che le sostanze che rafforzano le pareti vasali, come i **bioflavonoidi** e la **vitamina C**, sono utili a chi è predisposto a vene varicose o fragilità capillare.

La Milza **teme l'umidità**, per la quale è molto sensibile.

La condizione della milza si riflette sulla **bocca**. Infatti, se le **labbra** sono sottili, pallide o secche, o maggiormente se ci sono rughette intorno alle labbra, vuol dire che bisogna rafforzare la Milza. Il senso legato alla Milza è il **gusto**.

L'emozione regolata dalla Milza è la **riflessione**, attraverso le **domande**. Una Milza sana rafforza la concentrazione e il ragionamento logico. Infatti **un' attività intellettiva può stancare la Milza**.

La Milza **nutre i muscoli e il tessuto sottocutaneo**.

Il colore legato alla Milza è il **giallo**. Infatti chi ha problemi legati alla Milza tende ad avere la **cute giallastra**. Come organo corrisponde alla **fine dell'estate**, è posto al centro del nostro corpo e **gestisce il nostro baricentro**: da essa parte il nostro movimento energetico, la nostra **capacità di orientamento e di cambiare direzione**.

Uno degli alimenti migliori per "nutrire" la Milza è la **zucca**, compresi i semi.

L'ora di massima funzione è dalle 9 alle 11. **Teme l'umidità** e tende ad ammalarsi in **fine estate e nei cambi di stagione**. La frequenza che "rigenera" la Milza è data dalla nota "FA" e il sapore d'aiuto è il dolce, ma non eccessivo.

LA MILZA

COMPITO FISICO	Controlla la digestione (cibi solidi e liquidi), il trasporto e la trasformazione dei liquidi, mantiene il sangue nei vasi. Nutre muscoli e tessuto sottocutaneo. "Sostiene" gli organi mantenendoli nelle loro sedi.
COMPITO MENTALE	Gestisce il nostro movimento energetico.
VISIBILE IN	Labbra (labbra sottili, pallide, secche, con rughette intorno = ipofunzione).
ORGANO DI SENSO ACCOPPIATO	Bocca, gusto.
LIQUIDO CONTROLLATO	Linfa, saliva.
POSSIBILI PROBLEMI FISICI	Emorroidi, lividi, emorragie funzionali uterine, fragilità capillare, vene varicose. Cute giallastra. Senso di pesantezza e dolori agli arti, calo di energia, debolezza, mancanza di appetito, gonfiori e tensioni addominali, magrezza eccessiva, anoressia, obesità astenica, ritenzione idrica, distensione addominale, gengive dolenti, feci molli con cibo non totalmente digerito, diarree croniche, difficoltà al respiro. Prolasso uterino o vescicale, prostata ingrossata, ptosi dei reni o dello stomaco, ernie, carenza di piastrine nel sangue. Atrofizzazione dei muscoli, muscoli che si atrofizzano, pelle flaccida, rugosa. Cistiti e prostatiti (se si associa umidità-calore).
POSSIBILI PROBLEMI EMOZIONALI	Sindrome da Deficit d'Attenzione (ADD, Attention Deficit Disorder).
EMOZIONE	Riflessione
REGOLATA DA	Domande
COLORE	Giallo
STAGIONE	Fine estate

ORA	9-11
ORE CRITICHE	Da Eccesso: 7-11 e 15-19. Da Deficit:19-3 (compreso Stomaco e Pancreas)
Tende ad ammalarsi in	Fine estate, cambi di stagione
TEME	Umidità
POSSIBILE CODICE	2
ELEMENTO	Terra
NOTA	Fa
SAPORE D'AIUTO	Dolce, ma non eccessivo

Lo Stomaco e la Milza.

Il Viscere accoppiato alla Milza è lo Stomaco.

Lo Stomaco è il primo organo a ricevere attraverso l'esofago gli alimenti grezzi, preparati soltanto dalla semplice masticazione e dalla saliva. Ha il compito di "impastare e mescolare" (e dissolvere grazie all'acido cloridrico), tutti gli alimenti ingeriti, preparandoli così al processo di assimilazione.

I problemi legati allo Stomaco ci segnalano a livello psicologico dei problemi legati alle **tensioni** che abbiamo nei confronti del nostro **controllo** o della gestione del mondo che ci circonda. Per la sua funzione di "impastatura" degli alimenti, lo Stomaco che ha problemi, a livello psicologico ci può voler dire che si ha la tendenza a ruminare, a rimurginare ciò che ci circonda in maniera eccessiva. Ed ecco allora l'acidità gastrica, a dirci di fermarci con i pensieri, di arrestare questa ruminazione.

Le malattie legate allo Stomaco possono nascere in modo riflesso da **contrarietà professionali e finanziarie**, da problemi scolastici o giudiziari. Negli "uomini d'affari" c'è il tasso più alto di casi di ulcera allo Stomaco, spesso nate da contrarietà professionali. Gli studenti che prima di un esame avvertono quel senso di acidità allo Stomaco o i crampi è segno del loro stato d'animo e della circostanza. Il vomito è il segnale di rigetto puro, di rifiuto.

I problemi di lieve o grande entità come acidità gastrica, ulcere e tumori nascono e crescono in maniera progressiva sul nostro organismo, ed esprimono la difficoltà soggettiva di digerire le situazioni che la vita a volte ci riserva, o le situazioni che non ci soddisfano. E' però importante chiarire quanto segue: secondo molti studi e ricerche in campo delle diverse Medicine effettuati a livello mondiale **la grandezza della malattia non è in proporzione al problema in sé, ma al nostro modo di metterci in relazione con esso.** Ogni individuo nel corso della vita si troverà davanti a momenti o circostanze difficili, a volte "impossibili", ma in relazione a cosa? E la vera gravità del problema sarà data dal nostro modo di metterci in relazione con essi, e non del problema in sé. Non ci ammaleremo probabilmente se un nostro caro morirà, o se venissimo traditi, o per una sconfitta, ma solo se tale situazione non riuscissimo ad accettarla, e a star in pace con essa.

L'emozione controllata dallo stomaco è la **riflessione**, ma regolata dalle **richieste**. L'orario di massima funzione è dalle 7 alle 9. Il periodo ad esso legato è la **fine estate**, e teme la condizione ambientale **umido-fredda**. Il colore d'aiuto è il giallo, la frequenza vibrazionale è espressa dalla nota "FA" e il sapore che aiuta la sua funzione è il dolce, ma non eccessivo.

Stomaco

COMPITO FISICO	Impasta e mescola tutti gli alimenti ingeriti
COMPITO MENTALE	Controllo e gestione delle tensioni del mondo materiale (contrarietà professionali, finanziarie, giudiziarie, scolastiche).
POSSIBILI PROBLEMI FISICI	Acidità gastrica, vomito, ulcere, tumori.
POSSIBILI PROBLEMI EMOZIONALI	Tendenza a "rimurginare", a pensare e ripensare alle cose in maniera eccessiva.
EMOZIONE	Riflessione
REGOLATA DA	Richieste
ORA	7-9
ELEMENTO	Terra
POS. COD	2

IL POLMONE

Nella MTC per Polmone non s'intende solo l'organo in sé, ma l'insieme respiratorio nel suo complesso, dal naso agli alveoli polmonari. Per la Medicina occidentale i Polmoni hanno il ruolo fondamentale di acquisire l'ossigeno dall'esterno che, unito ad una proteina presente nel sangue chiamata emoglobina, viene distribuito a tutte le cellule attraverso il sistema circolatorio. Per la MTC il Polmone è strettamente legato allo **stato della pelle e dei peli**, esso **nutre e umidifica la pelle, e mantiene sani e lucenti i peli (compresi i capelli)**. Una pelle secca e\o che si desquama facilmente, o umidiccia, può evidenziare una patologia a carico del polmone. Una pelle grigia, spenta, puó significare che la persona ha i polmoni sporchi e rovinati, per esempio dal fumo delle sigarette, dallo smog, o dall'inquinamento atmosferico (es. nelle grandi città). Infatti con tale approccio (polmoni\pelle) ci si può spiegare perché certe forme allergiche riguardano sia la pelle che i polmoni.

Il polmone controlla la respirazione, regola la quantità d'aria ed è responsabile dell'espirazione (dell'inspirazione invece è responsabile il Rene). Una respirazione libera è regolata prima dal Rene, che attraverso la respirazione profonda, diaframmatica, fa scendere l'aria fino al suddetto Organo e facendo assorbire l'ossigeno, e poi dal Polmone, che attraverso l'espirazione butta fuori gli scarti, l'anidride carbonica.

Il Polmone è collegato al **naso** (ostruzioni nasali, forme di riniti o perdita dell'olfatto dipendono da disturbi al Polmone).

Il Polmone controlla la **forza d'emissione della voce**, e come sentimento controlla la **tristezza** e l'angoscia, regolata dalle **lacrime**. Chi a volte viene preso da una tristezza inspiegabile, o è frequentemente malinconico e\o con attacchi di pianto improvvisi probabilmente dovrebbe rinforzare l'energia del Polmone.

Il colore legato al Polmone è il **bianco**. La sua stagione è l'autunno, e tenderà ad ammalasi in primavera e autunno. Teme il clima secco. L'ora di massima funzione è dalle 3 alle 5, la frequenza di equilibrio è data dalla nota "SOL" e il sapore d'aiuto è il piccante e frizzante, ma non eccessivo.

IL POLMONE

COMPITO FISICO	Acquisisce ossigeno che unito all'emoglobina viene trasferito alle cellule. Controlla l'espirazione (l'inspirazione il Rene). Controlla la forza di emissione della voce. Distribuisce i liquidi verso il basso.
COMPITO MENTALE	Esprimere le proprie emozioni in equilibrio.
VISIBILE IN	Pelle (anche peli e capelli) e unghie.
ORGANO DI SENSO ACCOPPIATO	Naso (ostruzioni nasali, riniti, perdita dell'olfatto), gola.
LIQUIDO CONTROLLATO	Ossigeno, lacrime.
POSSIBILI PROBLEMI FISICI	Pelle secca e/o che si desquama, umidiccia, grigia, spenta, facile sudorazione. Eczemi, dermatiti atopiche, psoriasi. Allergie (polmoni/pelle). Perdita dell'olfatto, riniti, ostruzioni nasali, polipi nasali, sinusiti, bronchiti, polmoniti, malattie linfatiche. Secchezza nei capelli, peli, mucose. Edemi, gonfiori (specie al viso). **In Deficit:** fisico fragile, linfatismo, pallore, tosse ai cambiamenti di temperatura e umidità, respiro corto, nei e verruche sulla pelle, perdita di peli e capelli, unghie secche e fragili, facile sudorazione, respiro corto, vie respiratorie congeste. **In Eccesso:** schiena e postura rigida, stipsi con feci dure e scarsa peristalsi, scarsa sudorazione, urine scarse, unghie secche e fragili.
POSSIBILI PROBLEMI EMOZIONALI	Tristezza o angoscia ingiustificata. Assolutista, dogmatico, represso, formale, pignolo.
EMOZIONE	Tristezza (o angoscia)
REGOLATA DA	Pianto
COLORE	Bianco
STAGIONE	Autunno

ORA	3-5
ORE CRITICHE	Da Eccesso: 3-7 e 23-3. Da Deficit:15-19 e 11-15 (compreso Intestino Crasso).
Tende ad ammalarsi in	Primavera e autunno.
TEME	Secco
POSSIBILE CODICE	3
ELEMENTO	Metallo
NOTA	Sol
TIPO PREDISPOSTO	Disciplinato, virtuoso, rispetta l'autorità, raffinato, basa la sua vita su precise ritualità, su princìpi e punti fermi.
SAPORE D'AIUTO	Piccante, frizzante, ma non eccessivo.

L'Intestino Crasso e il Polmone.

Il Viscere collegato al Polmone è l'Intestino Crasso. Anch'esso, come il Polmone, è a contatto con l'esterno, tramite l'**orifizio anale**. Ha una funzione di trasporto ed eliminazione delle scorie (le materie organiche, mentre la vescica ha lo stesso ruolo per i liquidi organici) e impedisce il ristagno dell'energia. Se funziona male, si avranno **problemi di evacuazione in tutto il corpo (Polmoni, Intestino, Reni, Vescica)**. Svolge la stessa funzione sia a livello fisico che psicologico. Anche per l'Intestino Crasso come per il Polmone il sentimento collegato è la **tristezza**, ma regolata dai **lamenti**. Un soggetto predisposto al lamento frequente forse dovrebbe regolare un disequilibrio di tale Viscere, dal punto di vista fisico o anche psicologico.

L'ora di massima funzione è dalle 5 alle 7, per il resto (sagione, clima, nota, colore, sapore d'aiuto) è identico al suo Organo pieno corrispettivo, il Polmone.

Intestino Crasso (Colon)

COMPITO FISICO	Collegato all'esterno dall'orifizio anale, trasporta ed elimina le scorie (materie organiche)
COMPITO MENTALE	Buttare fuori le emozioni. Respingere e scaricare le esperienze che non abbiamo ingerito e accettato.
POSSIBILI PROBLEMI FISICI	Problemi di evacuazione (riferito a tutti gli organi), diarrea, costipazione, stipsi, dolori, meteorismo, flatuenza, malattie intestinali e di conseguenza problemi polmonari.
POSSIBILI PROBLEMI EMOZIONALI	Incapacità di buttar fuori le emozioni. Trattenere le cose, paura di sbagliare, di fallire. Rifiuto di allentarsi alla vita e alle emozioni. Eccessiva riservatezza o timidezza.
EMOZIONE	Tristezza
REGOLATA DA	Lamento
ORA	5-7
ELEMENTO	Metallo
POSSIBILE CODICE	3

IL RENE

Il Rene per il corpo umano è paragonabile alla radice dell'albero. Come la radice nutre l'albero, così il Rene conserva e assicura la presenza dell'Acqua(energia) in tutti gli organi. Il Rene conserva l'energia più profonda, l'energia innata del nostro organismo, trasmessa dai genitori all'embrione, e poi dalla madre al feto attraverso la placenta durante la gravidanza. E' l'energia più preziosa in quanto è la riserva energetica a noi lasciata dai nostri antenati, e che permette la costituzione della base strutturale dell'organismo. Il Rene ha un ruolo molto importante nella riproduzione, garantendo la **potenza sessuale** e la **fertilità**, promuove **la crescita** e lo sviluppo. Esprime in senso fisico e psichico il potere di conservazione, concentrazione e concepimento della persona.

Il Rene regola la potenza sessuale e la capacità di riproduzione di un soggetto, la struttura del sistema nervoso centrale, delle **ossa**, dei denti, dei **capelli**.

La crescita del feto nell'utero dipende dalle condizioni del Rene della madre. Quindi per le donne che vorrebbero avere figli si consiglia di assicurarsi di avere un Rene sano e in forma prima della gravidanza.

Un Rene debole dalla nascita comporterà **al bambino difficoltà nella crescita**, un ritardo nello sviluppo, una **costituzione delicata**, o in casi più gravi un ritardo mentale. Un Rene debole in età adulta invece potrà comportare **astenia, impotenza sessuale o infertilità, osteoporosi, difficoltà di concentrazione e difficoltà di memoria, perdita dei denti, caduta dei capelli, invecchiamento precoce** e malattie neurologiche gravi (come la sclerosi multipla, il **morbo di Alzheimer** e il **morbo di Parkinson**).

Il Rene produce il midollo osseo, nutre il cervello, le ossa, i denti, il sangue, governa i genitali, coordina l'inspirazione (l'espirazione invece è coordinata dal Polmone).

L'Organo di senso collegato al Rene è l'**orecchio**. L'udito dipende dalla condizione del Rene, infatti un calo dell'udito e la presenza di **acufeni** (rumori nelle orecchie come fischi e ronzii) possono essere sintomi di un indebolimento del Rene.

La condizione del Rene si manifesta nei capelli. L'abbondanza e la forza dei capelli dipende dall'energia del Rene. Se i capelli tendono ad ingrigire significa che l'energia del Rene incomincia a declinare.

Il sentimento regolato dal Rene è la **paura**. Infatti quando si ha una forte paura per qualcosa il primo Organo che ne risente è il Rene (non a caso si dice "farsela sotto dalla paura..").

Il Rene **controlla la volontà**, la determinazione nel perseguire i propri ideali, le proprie aspirazioni. Un Rene sano porterà al soggetto una buona memoria, concentrazione, saggezza.

La funzione fondamentale del Rene (sia a livello fisico che psichico) è quella di far crescere, sviluppare e migliorare l'individuo, costruendo un solido futuro senza trascurare i legami con il passato.

Il colore legato al Rene è il **nero**. La stagione ad esso dedicata è l'**inverno**. Teme il freddo, e quindi tenderà ad ammalarsi proprio in inverno, nei periodi di molto freddo. L'orario di massima funzione va dalle 17 alle 19. La frequenza vibrazionale d'aiuto è data dalla nota "RE". Il sapore d'aiuto è il salato, ma non eccessivo.

IL RENE

COMPITO FISICO	Conserva e assicura l'energia a tutti gli organi. Produce il midollo osseo, nutre il cervello, le ossa, i denti, il sangue, governa i genitali, coordina, l'inspirazione. Dipende l'abilità manuale e la forza fisica.
COMPITO MENTALE	Porta saggezza, buona memoria, volontà, determinazione, conservazione, voglia di "crescere". Evolversi costruendo nel presente in vista di un solido futuro, mantenendo i legami col passato. Domina la paura.
VISIBILE IN	Capelli.
ORGANO DI SENSO ACCOPPIATO	Orecchio
LIQUIDO CONTROLLATO	Ormoni
POSSIBILI PROBLEMI FISICI	Potenza sessuale (astenia, impotenza sessuale, infertilità), osteoporosi, difficoltà di memoria e concentrazione, perdita denti e/o capelli, invecchiamento precoce, malattie neurologiche (sclerosi multipla, morbo d'Alzheimer, morbo di Parkinson). Asma. Calo dell'udito, acufeni. Disturbi sensitivi e motori, disturbi della distribuzione ed escrezione dei liquidi, freddolosità e debolezza dalla schiena in giù, dolori lombari, dolori e debolezza alle ginocchia. Malattie dell'apparato riproduttivo, delle vie urinarie, vari problemi in zona anale e uretrale. Nel bambino: difficoltà di crescita, costituzione delicata, ritardo mentale. **In deficit yang:** urine scarse, calcolosi urinaria, sclerosi arteriosa, artrosi, rigidità delle articolazioni, degenerazioni ossee, perdita di denti, ipertensione, colorito bronzeo e scuro, ipersensibilità ai rumori, stipsi. **In deficit yin:** ronzii, disturbi all'udito con ipoacusia, astenia, impotenza, infertilità, mancanza della libido, debolezza dalla schiena in giù con rigidità della colonna vertebrale, osteoporosi, pelle rugosa, capelli fragili e grigi, calore sul palmo delle mani, ai piedi e al torace, diuresi frequente, vampate. (In questi casi cercare di diminuire certi farmaci e ginseng).
POSSIBILI	Introverso, ipocondriaco, difficoltà nel fidarsi degli altri, avaro,

PROBLEMI EMOZIONALI	sospettoso, cinico, ipercritico, fobico, pessimista.
EMOZIONE	Paura
REGOLATA DA	Brividi
COLORE	Nero
STAGIONE	Inverno
ORA	17-19
ORE CRITICHE	Da Eccesso: 15-19 e 11-15. Da Deficit:3-7 e 7-11 (compresa Vescica).
Tende ad ammalarsi in	Inverno (e in periodi molto freddi)
TEME	Freddo
POSSIBILE CODICE	5
ELEMENTO	Acqua
NOTA	Re
SAPORE D'AIUTO	Salato, ma non eccessivo.

La Vescica e il Rene

La Vescica è l'organo accoppiato al Rene. La sua funzione è quella di ricevere, immagazzinare ed espellere i liquidi organici carichi di tossine ricevuti dai Reni. Rappresenta l'ultimo processo di gestione ed eliminazione dei liquidi organici. A livello psicologico svolge la stessa funzione, l'ultimo stadio del processo di gestione ed eliminazione dei "vecchi ricordi".

I problemi legati a questo Viscere vorranno dirci che si hanno problemi anche a rilasciare dei "vecchi ricordi", e a separarci da essi. Come anche le vecchie abitudini, vecchie convinzioni, vecchi schemi di pensiero, tutto ciò che non è più utile allo stato presente e che dovremo "scartare" dalla nostra mente.

Il sentimento legato alla Vescica è come per il Rene la **paura**, ma manifestata stavolta attraverso i **tremiti**. Infatti i problemi legati a tale Viscere possono anche rappresentare paure che si hanno nei confronti dei propri genitori o antenati (nonni o altro) che non si riescono a superare. I ragazzi che hanno paura (giustificata o meno) dei loro genitori (e in particolare del padre), oppure di chi ne svolge a volte il ruolo (nonni, professori, maestri, ecc.) la esprimono attraverso enuresi (incontinenza notturna). Stessa cosa per le ragazze, ma espressa attraverso ripetute cisti.

L'ora di massima energia è dalle 15 alle 17. Il colore è il nero. Per il resto (stagione, clima, nota, sapore) vedi il suo Organo pieno corrispettivo, il Rene.

Vescica

COMPITO FISICO	Riceve, immagazzina ed espelle i liquidi organici carichi di tossine.
COMPITO MENTALE	Gestisce ed immagazzina i vecchi ricordi, e ciò che è ormai da scartare.
POSSIBILI PROBLEMI FISICI	Enuresi (incontinenza notturna) nei bambini, ripetute cisti nelle bambine). Cistiti.
POSSIBILI PROBLEMI EMOZIONALI	Paure nei confronti dei genitori o da chi ne fa le veci (anche insegnanti, maestri, nonni...) o antenati (nonni...). Paura di cambiare o abbandonare abitudini, convinzioni, schemi, o modi di pensare o agire.
EMOZIONE	Paura
REGOLATA DA	Tremito
ORA	15-17
ELEMENTO	Acqua
POSSIBILE CODICE	5

GLI ORGANI E LE ORE

Come abbiamo visto nelle pagine precedenti ad ogni Organo corrisponde una fascia oraria, nella quale l'organo è al pieno delle sue energie, e corrisponde all'**orario di massima attività**:

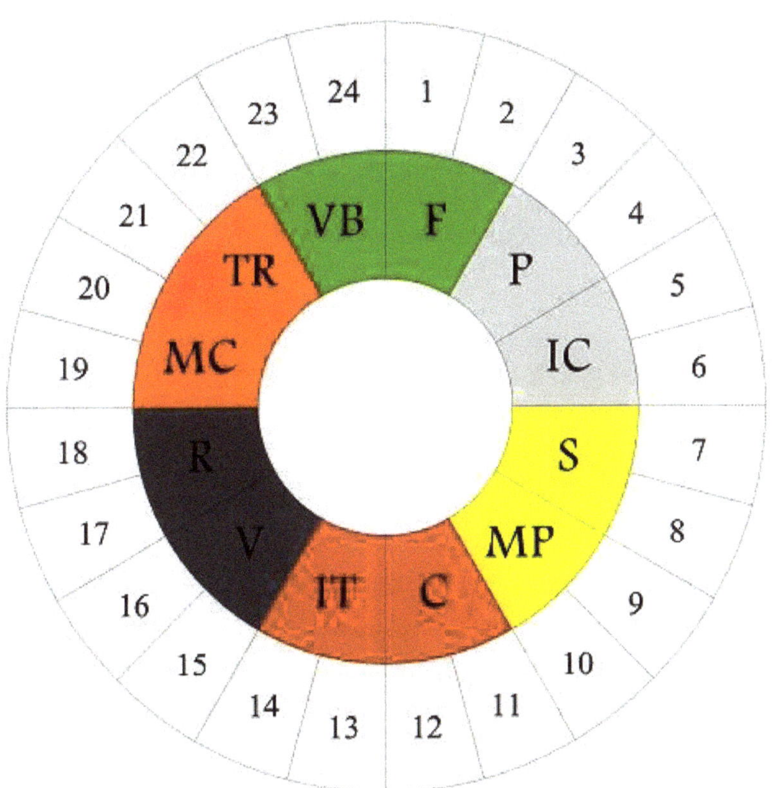

Legenda:

VB: Vescica
F: Fegato
P: Polmone
IC: Intestino Crasso
S: Stomaco
MP: Milza-Pancreas
C: Cuore
IT: Intestino Tenue
V: Vescica
R: Rene
MC: Ministro del Cuore (vedi meridiano)
TR: Triplice Riscaldatore (vedi meridiano)

Conoscere l'orario di massima attività di un Organo è importante, e ci fa arrivare a comprendere quando un´Organo può portare problemi all'organismo in sindrome da eccesso (quando l'Organo lavora troppo e produce troppa energia) e in sindrome da difetto (quando l'Organo è debole). Le tabelle orarie delle ore critiche degli Organi sono qui elencate:

Ore critiche in sindrome da eccesso:

1	2	3	4	5	6	7	8	9	10	11	12	13	14	15	16	17	18	19	20	21	22	23	24
F	F	C	C	C	C	M	M	M	M	R	R	R	R	R	R	R	R					F	F
P	P	P	P	P	P	F	F	F	F	C	C	C	C	M	M	M	M					P	P

non sono intesi solo gli organi, ma i visceri accoppiati.

Ore critiche in sindrome da difetto:

1	2	3	4	5	6	7	8	9	10	11	12	13	14	15	16	17	18	19	20	21	22	23	24
M	M	R	R	R	R	R	R	R	R	F	F	F	F	C	C	C	C	M	M	M	M	M	M
C	C	F	F	F	F					P	P	P	P	P	P	P	P					C	C

non sono intesi solo gli organi, ma i visceri accoppiati.

Durante l'ascolto e l'analisi di una persona è importante sapere se i disturbi che ha avvengono principalmente e sistematicamente in certe ore della giornata, perchè attraverso queste tabelle possiamo già capire quale potrebbe essere l'Organo che non sta lavorando bene energeticamente, e quindi da riequilibrare.

TRATTAMENTO

Questa parte del libro cercherà di essere il più semplice possibile con terminologia poco complessa, per essere alla portata e compresa da ogni lettore, che può essere un medico, un terapeuta, o semplicemente una persona curiosa, ignara del mondo della medicina (sia alternativa che convenzionale), e che voglia entrare a conoscenza di questa tecnica.

Il trattamento incomincia da 2 tipi di analisi: l'analisi visiva e l'analisi tattile. Si parte dalla prima elencata, per poi eseguire la seconda ed iniziare il trattamento manuale.

E' giusto precisare che tale trattamento per avere la giusta efficacia deve essere eseguito in un ambiente totalmente tranquillo, il ricevente (la persona che riceve il trattamento) deve sentirsi tranquillo con tutto quello che in quel momento lo circonda: l'operatore (colui che esegue il trattamento), la stanza, non deve avere né caldo né freddo, non deve esserci molta luce (tranne durante l'analisi visiva), deve stare in una posizione comoda (possibilmente sdraiato), non devono esserci rumori che possono disturbare il suo relax, ma bisogna cercare di farlo tranquillizzare il più possibile, anche attraverso gli organi di senso (vista-colori, olfatto-odori, udito-musica...).

IL PIEDE, LA STRUTTURA.

Il piede è formato da **26 ossa**, **107 legamenti** e **19 muscoli**. Le ossa delle dita di ciascun piede son formate da **14 falangi**, l'alluce che ne ha 2, le altre dita 3. A partire dalle dita e andando verso il calcagno troviamo le **5 ossa metatarsali**, ognuna delle quali è collegata ad un dito. Infine troviamo le **ossa tarsali**, formate da **3 ossa cuneiformi**, **1 osso cubiforme**, **1 osso navicolare**, **1 astragalo** e infine l'osso del **calcagno**.

Nel piede esistono **7200 terminazioni nervose** che attraverso la spina dorsale ed il cervello sono collegate con tutte le parti del corpo.

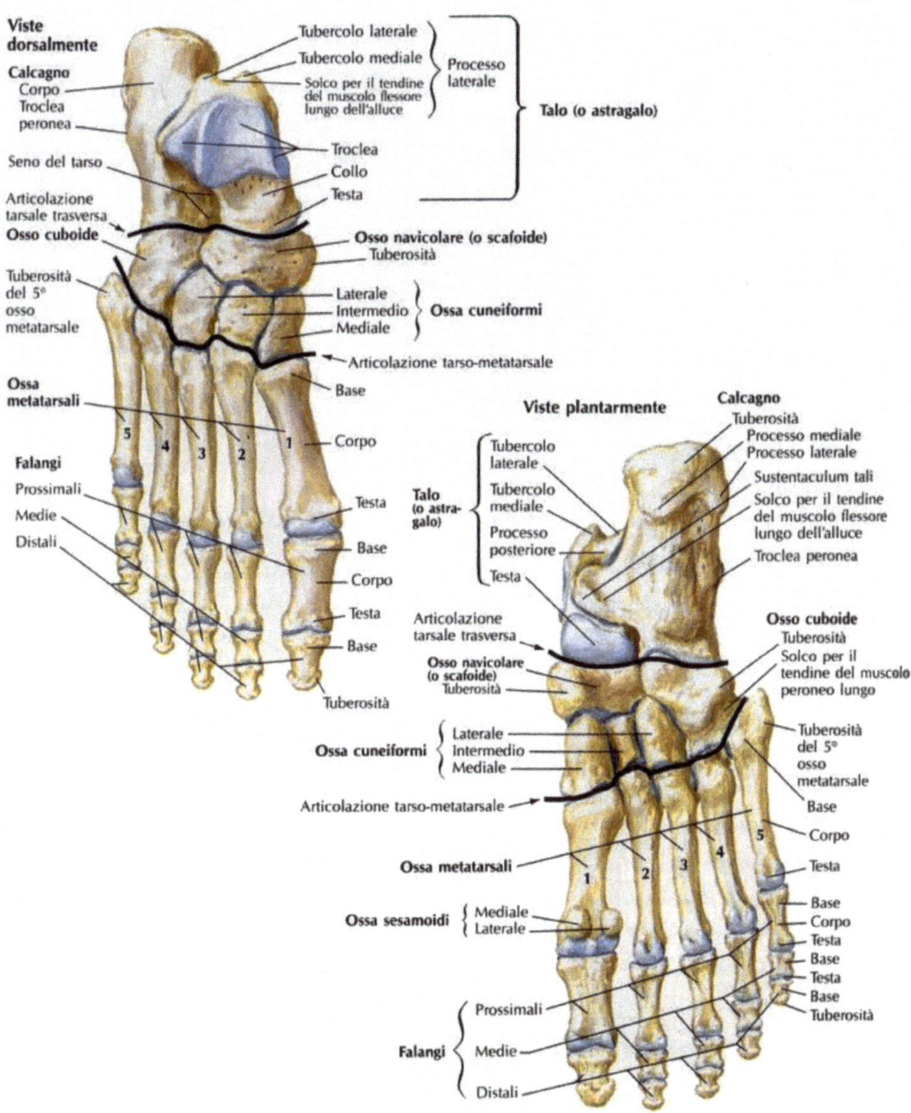
Viste dorsalmente
Calcagno
Corpo
Troclea
peronea
Seno del tarso
Articolazione tarsale trasversa
Osso cuboide
Tuberosità del 5° osso metatarsale
Ossa metatarsali
Falangi
Prossimali
Medie
Distali
Tubercolo laterale
Tubercolo mediale
Solco per il tendine del muscolo flessore lungo dell'alluce
Processo laterale
Troclea
Collo
Testa
Talo (o astragalo)
Osso navicolare (o scafoide)
Tuberosità
Laterale
Intermedio
Mediale
Ossa cuneiformi
Articolazione tarso-metatarsale
Base
Corpo
Testa
Base
Corpo
Testa
Base
Tuberosità
5   4   3   2   1
Viste plantarmente
Talo (o astragalo)
Tubercolo laterale
Tubercolo mediale
Processo posteriore
Testa
Articolazione tarsale trasversa
Osso navicolare (o scafoide)
Tuberosità
Ossa cuneiformi
Laterale
Intermedio
Mediale
Articolazione tarso-metatarsale
Ossa metatarsali
Ossa sesamoidi
Mediale
Laterale
Falangi
Prossimali
Medie
Distali
Calcagno
Tuberosità
Processo mediale
Processo laterale
Sustentaculum tali
Solco per il tendine del muscolo flessore lungo dell'alluce
Troclea peronea
Osso cuboide
Tuberosità
Solco per il tendine del muscolo peroneo lungo
Tuberosità del 5° osso metatarsale
Base
Corpo
Testa
Base
Corpo
Testa
Base
Testa
Base
Tuberosità
1   2   3   4   5

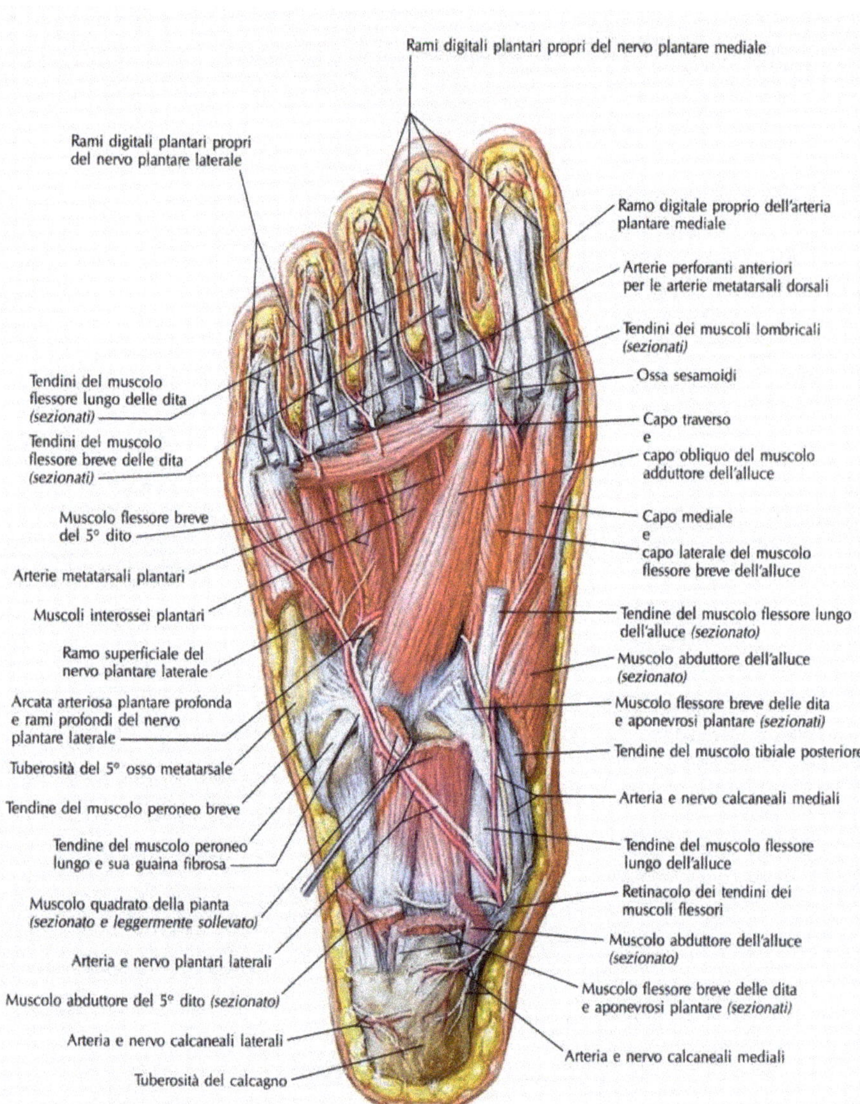

Rami digitali plantari propri del nervo plantare mediale
Rami digitali plantari propri del nervo plantare laterale
Ramo digitale proprio dell'arteria plantare mediale
Arterie perforanti anteriori per le arterie metatarsali dorsali
Tendini dei muscoli lombricali (sezionati)
Ossa sesamoidi
Tendini del muscolo flessore lungo delle dita (sezionati)
Tendini del muscolo flessore breve delle dita (sezionati)
Capo traverso e capo obliquo del muscolo adduttore dell'alluce
Muscolo flessore breve del 5° dito
Capo mediale e capo laterale del muscolo flessore breve dell'alluce
Arterie metatarsali plantari
Muscoli interossei plantari
Tendine del muscolo flessore lungo dell'alluce (sezionato)
Ramo superficiale del nervo plantare laterale
Muscolo abduttore dell'alluce (sezionato)
Arcata arteriosa plantare profonda e rami profondi del nervo plantare laterale
Muscolo flessore breve delle dita e aponevrosi plantare (sezionati)
Tuberosità del 5° osso metatarsale
Tendine del muscolo tibiale posteriore
Tendine del muscolo peroneo breve
Arteria e nervo calcaneali mediali
Tendine del muscolo peroneo lungo e sua guaina fibrosa
Tendine del muscolo flessore lungo dell'alluce
Muscolo quadrato della pianta (sezionato e leggermente sollevato)
Retinacolo dei tendini dei muscoli flessori
Arteria e nervo plantari laterali
Muscolo abduttore dell'alluce (sezionato)
Muscolo abduttore del 5° dito (sezionato)
Muscolo flessore breve delle dita e aponevrosi plantare (sezionati)
Arteria e nervo calcaneali laterali
Arteria e nervo calcaneali mediali
Tuberosità del calcagno

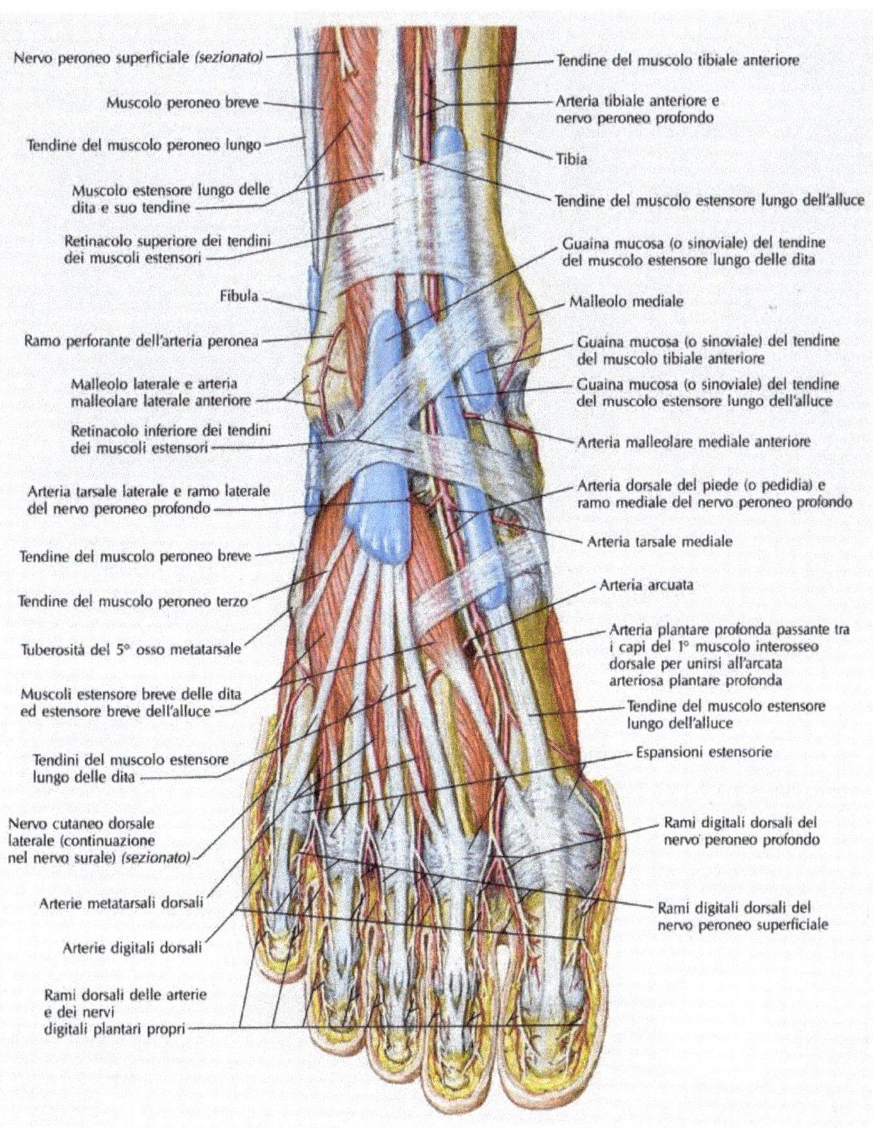

Nervo peroneo superficiale (sezionato)
Muscolo peroneo breve
Tendine del muscolo peroneo lungo
Muscolo estensore lungo delle dita e suo tendine
Retinacolo superiore dei tendini dei muscoli estensori
Fibula
Ramo perforante dell'arteria peronea
Malleolo laterale e arteria malleolare laterale anteriore
Retinacolo inferiore dei tendini dei muscoli estensori
Arteria tarsale laterale e ramo laterale del nervo peroneo profondo
Tendine del muscolo peroneo breve
Tendine del muscolo peroneo terzo
Tuberosità del 5° osso metatarsale
Muscoli estensore breve delle dita ed estensore breve dell'alluce
Tendini del muscolo estensore lungo delle dita
Nervo cutaneo dorsale laterale (continuazione nel nervo surale) (sezionato)
Arterie metatarsali dorsali
Arterie digitali dorsali
Rami dorsali delle arterie e dei nervi digitali plantari propri
Tendine del muscolo tibiale anteriore
Arteria tibiale anteriore e nervo peroneo profondo
Tibia
Tendine del muscolo estensore lungo dell'alluce
Guaina mucosa (o sinoviale) del tendine del muscolo estensore lungo delle dita
Malleolo mediale
Guaina mucosa (o sinoviale) del tendine del muscolo tibiale anteriore
Guaina mucosa (o sinoviale) del tendine del muscolo estensore lungo dell'alluce
Arteria malleolare mediale anteriore
Arteria dorsale del piede (o pedidia) e ramo mediale del nervo peroneo profondo
Arteria tarsale mediale
Arteria arcuata
Arteria plantare profonda passante tra i capi del 1° muscolo interosseo dorsale per unirsi all'arcata arteriosa plantare profonda
Tendine del muscolo estensore lungo dell'alluce
Espansioni estensorie
Rami digitali dorsali del nervo peroneo profondo
Rami digitali dorsali del nervo peroneo superficiale

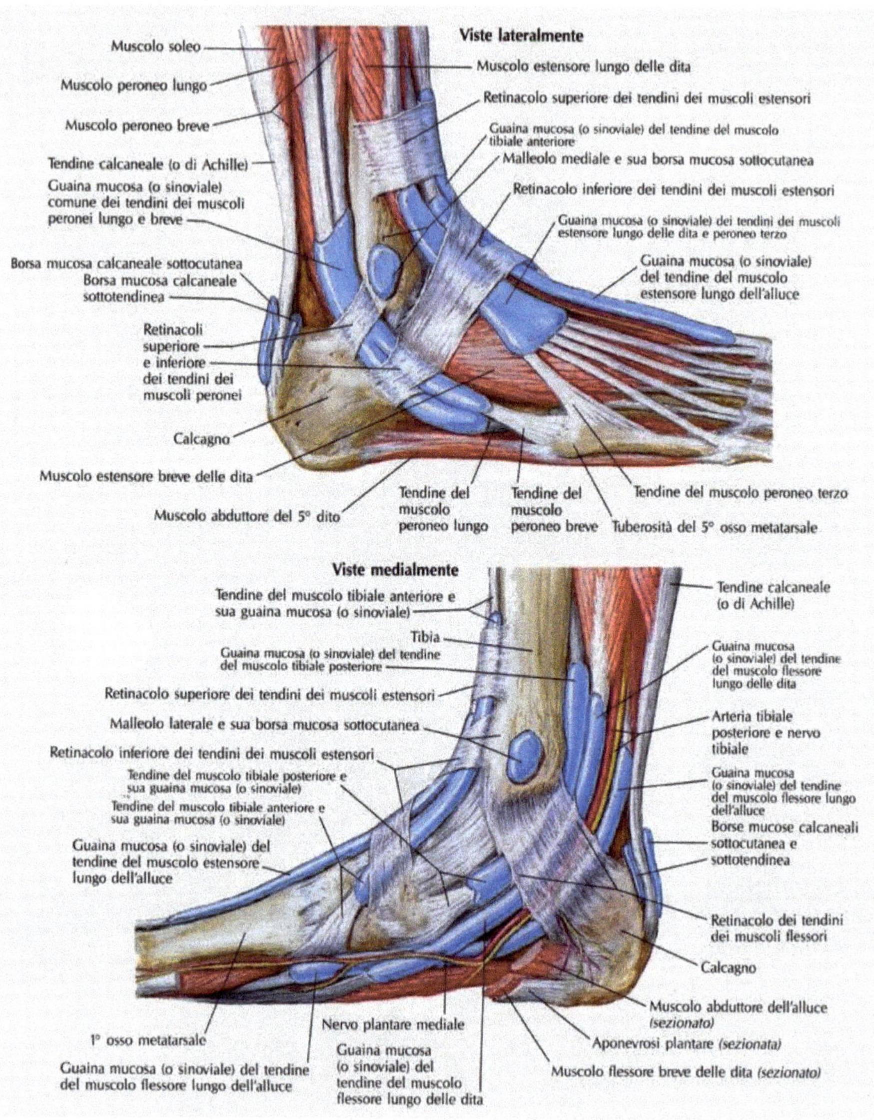

Viste lateralmente
Muscolo soleo
Muscolo peroneo lungo
Muscolo peroneo breve
Tendine calcaneale (o di Achille)
Guaina mucosa (o sinoviale) comune dei tendini dei muscoli peronei lungo e breve
Borsa mucosa calcaneale sottocutanea
Borsa mucosa calcaneale sottotendinea
Retinacoli superiore e inferiore dei tendini dei muscoli peronei
Calcagno
Muscolo estensore breve delle dita
Muscolo abduttore del 5° dito
Tendine del muscolo peroneo lungo
Tendine del muscolo peroneo breve
Muscolo estensore lungo delle dita
Retinacolo superiore dei tendini dei muscoli estensori
Guaina mucosa (o sinoviale) del tendine del muscolo tibiale anteriore
Malleolo mediale e sua borsa mucosa sottocutanea
Retinacolo inferiore dei tendini dei muscoli estensori
Guaina mucosa (o sinoviale) dei tendini dei muscoli estensore lungo delle dita e peroneo terzo
Guaina mucosa (o sinoviale) del tendine del muscolo estensore lungo dell'alluce
Tendine del muscolo peroneo terzo
Tuberosità del 5° osso metatarsale

Viste medialmente
Tendine del muscolo tibiale anteriore e sua guaina mucosa (o sinoviale)
Tibia
Guaina mucosa (o sinoviale) del tendine del muscolo tibiale posteriore
Retinacolo superiore dei tendini dei muscoli estensori
Malleolo laterale e sua borsa mucosa sottocutanea
Retinacolo inferiore dei tendini dei muscoli estensori
Tendine del muscolo tibiale posteriore e sua guaina mucosa (o sinoviale)
Tendine del muscolo tibiale anteriore e sua guaina mucosa (o sinoviale)
Guaina mucosa (o sinoviale) del tendine del muscolo estensore lungo dell'alluce
1° osso metatarsale
Guaina mucosa (o sinoviale) del tendine del muscolo flessore lungo dell'alluce
Nervo plantare mediale
Guaina mucosa (o sinoviale) del tendine del muscolo flessore lungo delle dita
Tendine calcaneale (o di Achille)
Guaina mucosa (o sinoviale) del tendine del muscolo flessore lungo delle dita
Arteria tibiale posteriore e nervo tibiale
Guaina mucosa (o sinoviale) del tendine del muscolo flessore lungo dell'alluce
Borse mucose calcaneali sottocutanea e sottotendinea
Retinacolo dei tendini dei muscoli flessori
Calcagno
Muscolo abduttore dell'alluce (sezionato)
Aponevrosi plantare (sezionata)
Muscolo flessore breve delle dita (sezionato)

IL PIEDE, LE MAPPE

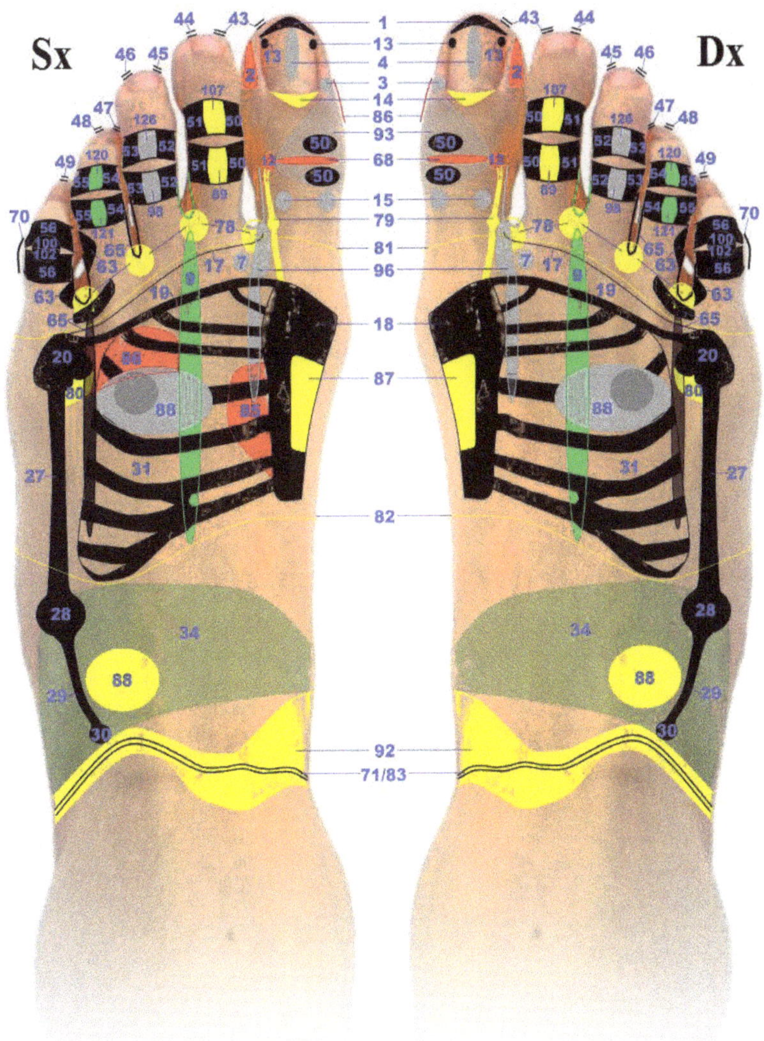

Visione dorsale

Appunti:

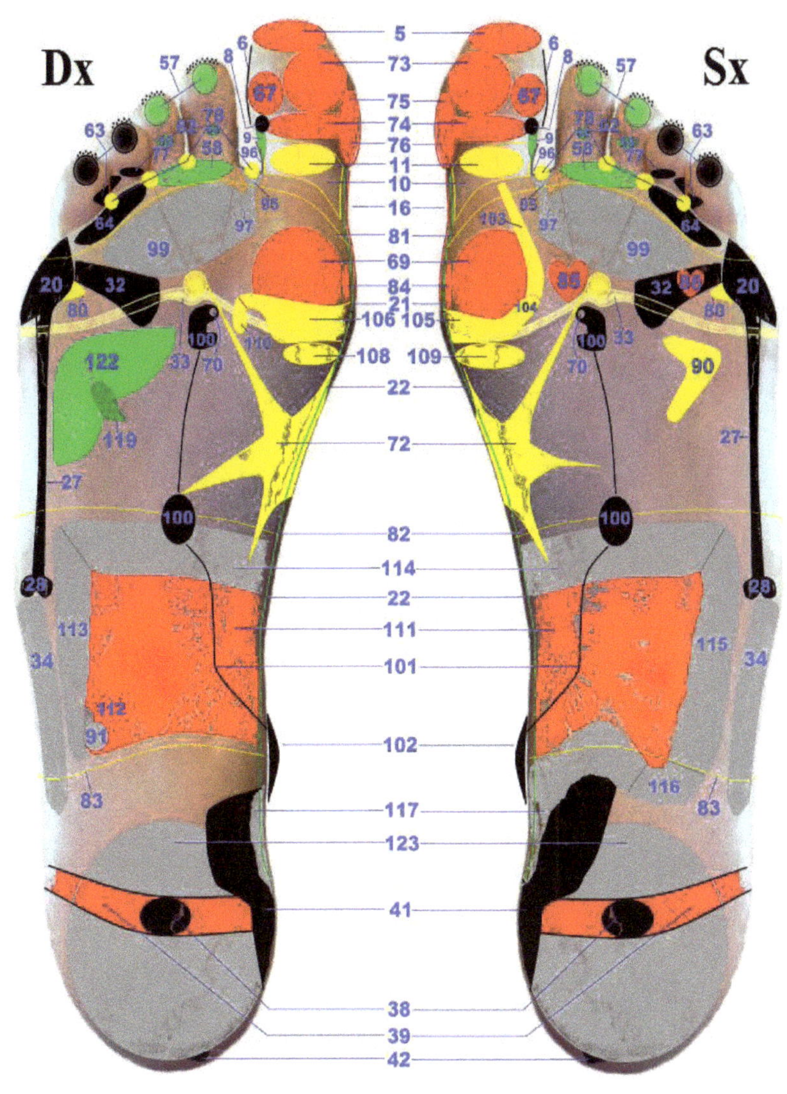

Visione plantare

Appunti:

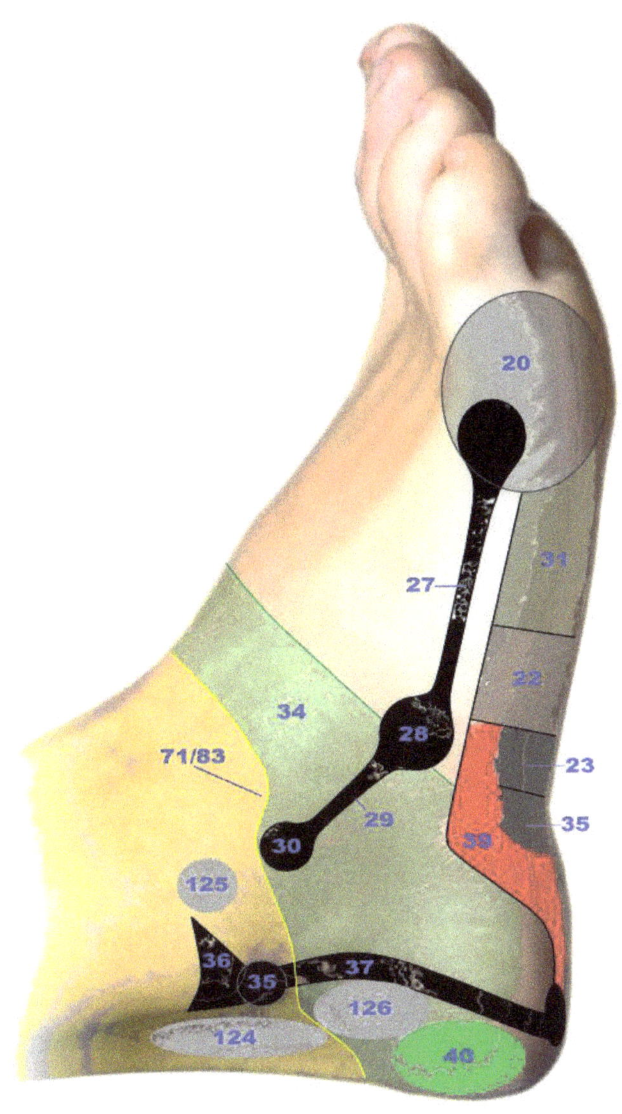

Visione laterale esterna

Appunti:

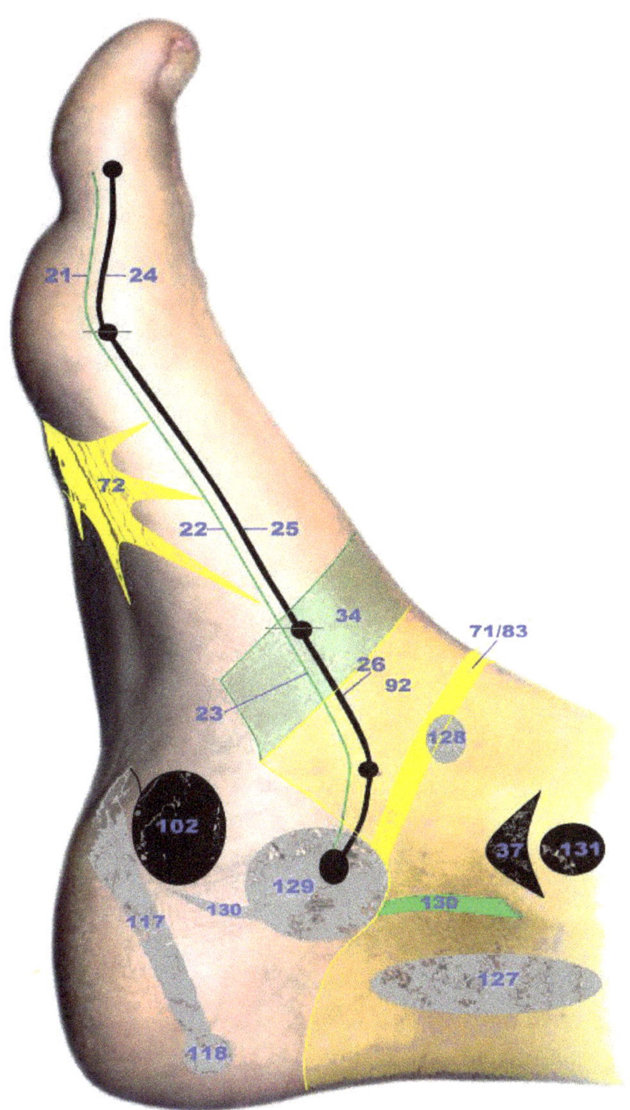

Visione laterale interna

Appunti:

LEGENDA:

Ossa, muscoli, tessuti

1.   Fronte
2.   Tempie
3.   Seni frontali
4.   Naso strutturale
5.   Volta cranica
6.   Regione laterale della testa
7.   Adenoidi
8.   Processo mastoideo
9.   Muscolo sternocleidomastoideo
10.   Muscolatura della nuca
11.   Nervo trigemino
12.   Articolazione della mandibola
13.   Mandibola
14.   Bocca
15.   Tonsille
16.   Muscolatura cervicale
17.   Margine superiore del trapezio
18.   Sterno
19.   Clavicola
20.   Articolazione scapolo-omerale
21.   Paravertebrale cervicale
22.   Paravertebrale dorsale
23.   Paravertebrale lombare
24.   Colonna vertebrale cervicale
25.   Colonna vertebrale dorsale
26.   Colonna vertebrale lombo-sacrale
27.   Braccio
28.   Gomito
29.   Avambraccio
30.   Polso-mano
31.   Gabbia toracica

32.   Scapola
33.   Diaframma
34.   Parete addominale – tessuti di addome
35.   Articolazione dell´anca
36.   Anca
37.   Femore
38.   Ginocchio psichico
39.   Nervo sciatico
40.   Gluteo
41.   Bacinetto
42.   Protuberanza ischiatica

Denti, nervi
43.   Incisivi
44.   Canino
45.   1° premolare
46.   2° premolare
47.   1° molare
48.   2° molare
49.   3° molare

Denti, struttura ossea
50.   Incisivi
51.   Canino
52.   1° premolare
53.   2° premolare
54.   1° molare
55.   2° molare
56.   3° molare

**Organi di senso,
sistema ormonale**
57.   Occhio (zona rilevazione)
58.   Occhio (zona lavoro)

59.   Occhio: Presbiopia – Astigmatismo
60.   Occhio: Miopia
61.   Canale lacrimale
62.   Centro visivo
63.   Orecchio (zona rilevazione)
64.   Orecchio (zona lavoro)
65.   Orecchio, canale interno
66.   Orecchio, canale esterno
67.   Ipofisi-epifisi
68.   Tiroide (rilevazione)
69.   Tiroide (lavoro)
70.   Surrene
71.   Tube uterine
72.   Plesso solare

**Encefalo, cuore,
sistema linfatico**
73.   Cervello
74.   Cervelletto / Intestino tenue (rilevazione)
75.   Tronco encefalico
76.   Midollo spinale
77.   Tuba di Eustacchio
78.   Linfatico di testa e collo
79.   Regione linfatica laterale del collo
80.   Linfatici dell'ascella
81.   Cingolo linfatico superiore
82.   Cingolo linfatico mediale
83.   Cingolo linfatico inferiore
84.   Aorta, vena cava superiore
85.   Cuore organico
86.   Cuore emotivo
87.   Timo
88.   Ghiandola mammaria della donna
89.   Milza - Stomaco (rilevazione)

90.   Milza (lavoro)
91.   Appendice
92.   Linfatici inguinali

**Organi della
respirazione**
93.   Spazio naso-faringeo
94.   Gola
95.   Laringe-faringe
96.   Trachea
97.   Albero bronchiale
98.   Polmoni – Grosso Intestino (rilevazione)
99.   Polmoni

Vie urinarie
100.   Rene
101.   Uretere
102.   Vescica

Tratto digestivo
103.   Esofago
104.   Cardias
105.   Stomaco-cardias
106.   Stomaco-piloro
107.   Pancreas (rilevazione)
108.   Pancreas esocrine
109.   Pancreas endocrine
110.   Intestino tenue-duodeno
111.   Intestino tenue-digiuno, ileo
    112.   Valvola ileo-cecale (di Bauhin)
113.   Colon ascendente
114.   Colon trasverso
115.   Colon discendente
116.   Sigma

117.   Retto
118.   Ano
119.   Colecisti
120.   Fegato endocrine (rilevazione)
121.   Fegato esocrine (rilevazione)
122.   Fegato (lavoro)

Apparato sessuale
123.   Apparato genitale psichico
124.   Legamenti ovaie/testicoli
125.   Ghiandola linfatica ovaie/testicoli
126.   Ovaie/testicoli (Gonadi)
127.   Legamenti utero/prostata
128.   Ghiandola linfatica utero/prostata
129.   Utero/prostata
130.   Vagina/pene
131.   Sinfisi pubica

I tre cingoli linfatici frazionano il piede in tre grandi suddivisioni organiche e psicologiche: ossigenazione, assimilazione, eliminazione.

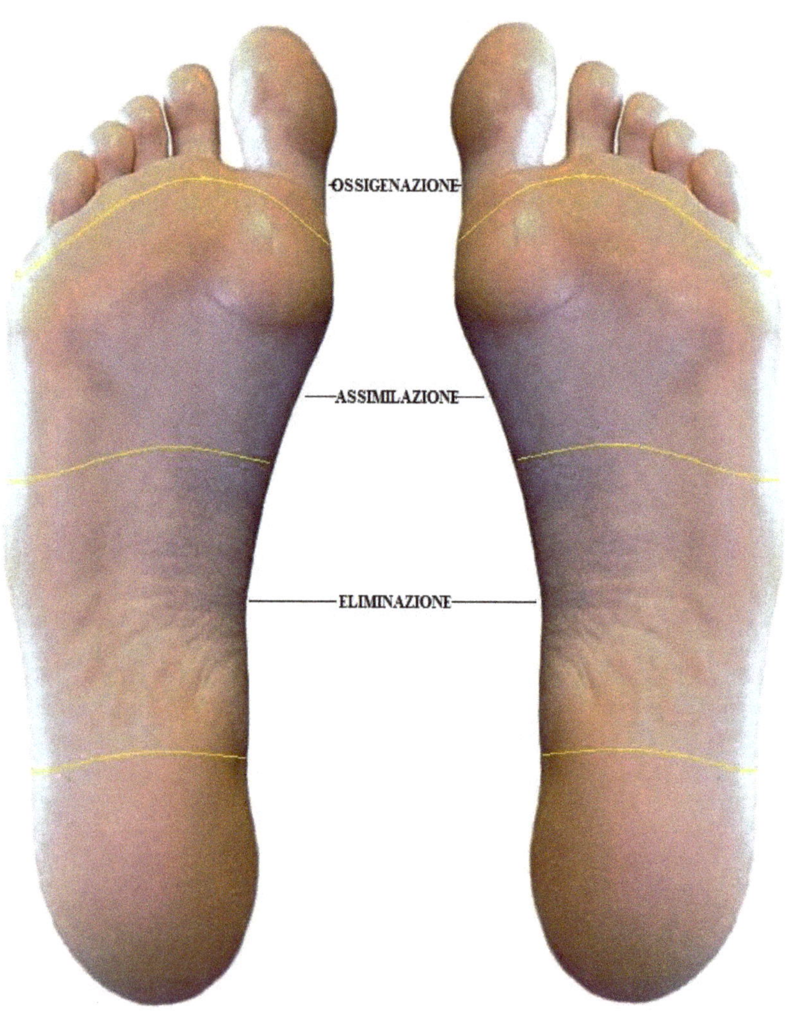

L'ANALISI DEL PIEDE

Vediamo il piede nella sua integrità. Concentriamoci nel guardarlo profondamente, in tutte le sue particolarità e suoi messaggi:

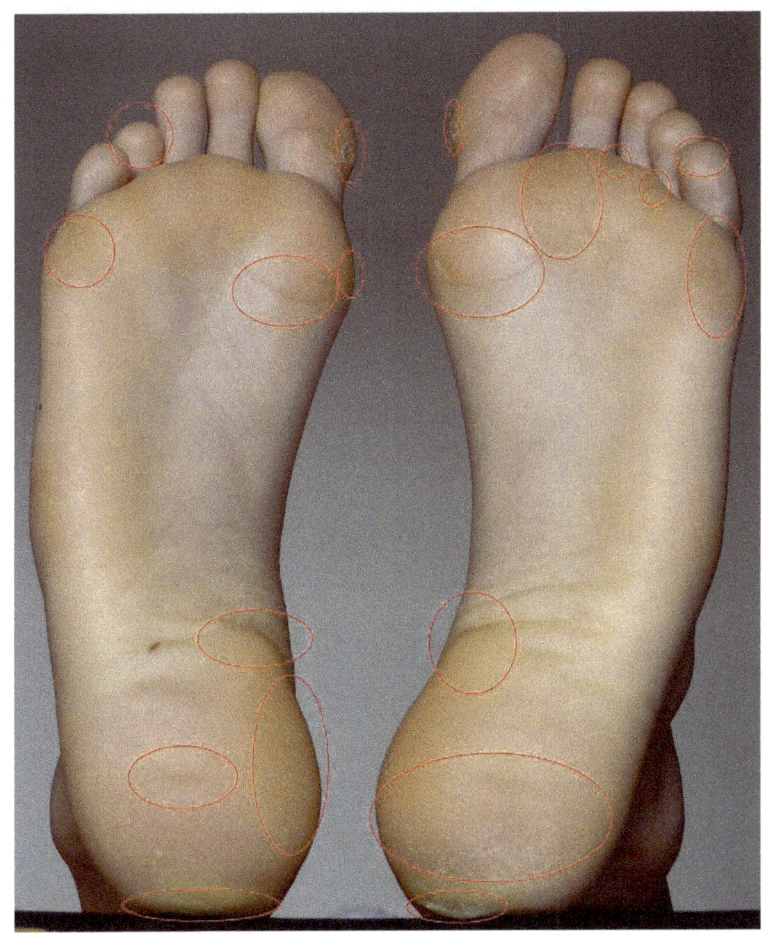

Possiamo vedere che in certe parti si notano dei "particolari" diversi e delle problematiche differenti rispetto ad altri punti del piede (rossore, secchezza, screpolature, verruche, duroni, o altri segni particolari...) sia sul dorso che sulla pianta; ogni "particolare" di questi è un messaggio che il nostro corpo (o la nostra mente) ci invia per informarci di qualcosa.

Ora prendiamo le dita dei piedi, dalle quali poi iniziamo a stabilire il codice di priorità del trattamento (che vedremo nel prossimo paragrafo), il carattere della persona, che tipo di energia ha ricevuto in "eredità" dai suoi genitori, che tipo di energia è arrivato ad avere con la sua crescita, quali sono i sentimenti e le sensazioni che lo caratterizzano, e quindi anche quali sono gli organi del corpo che possono essere associati e farsi già un "primo pensiero" su come impostare il trattamento.

Di regola, vedendo la lunghezza delle dita, un piede "normale e in equilibrio" è cosi impostato:

- il II dito è leggermente più lungo del I (alluce);

- il I dito è leggermente più lungo del III;

- il III dito è leggermente più lungo del IV;

⑩ il IV dito è leggermente più lungo del V (mignolo).

COME SI STABILISCE IL CODICE DI PRIORITA'

Una volta inteso come dovrebbe essere un piede in perfetto "equilibrio", analizziamo sul piede preso in esame quali sono le dita che lo differenziano dal piede "equilibrato" (attenzione: la parola "equilibrato" è una parola "fittizia", il piede perfetto non potremo trovarlo, perché sono proprio quelle differenze che formano il carattere di una persona, e che ci fanno diversi gli uni dagli altri).

In questa indagine è molto importante non fermarsi alle apparenze. Per vedere la lunghezza reale delle dita, le dovremo premere leggermente tra i palmi delle mani in questo modo per allungarle: (vedi foto seguente)

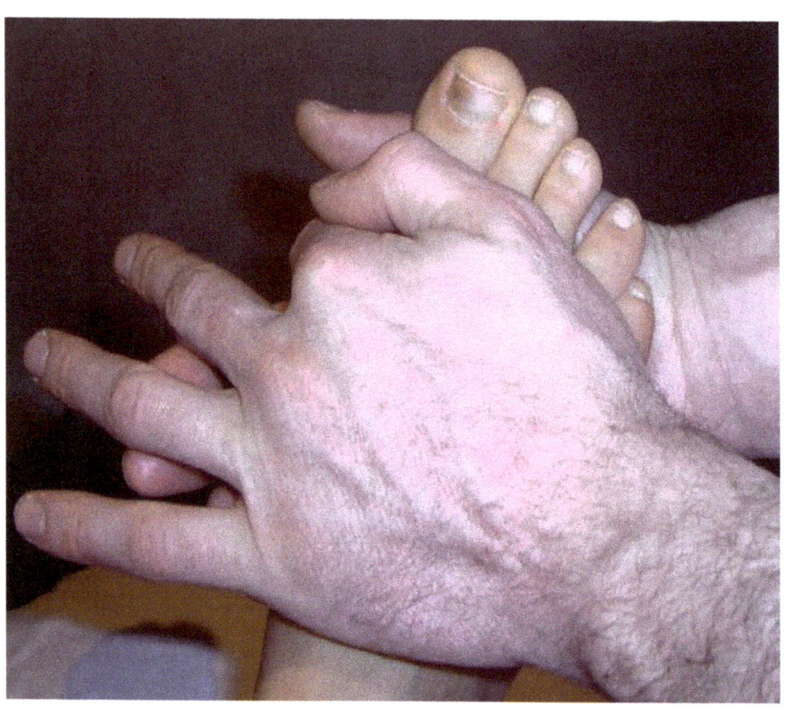

In questo modo potremo vedere due tipi di Codici: allungando (come in foto) le dita vedremo la nostra energia che ci portiamo dalla nascita (in eredità); senza allungare le dita (vedendo il piede così com'è) vedremo il nostro Codice momentaneo, quello che le circostanze esterne ci portano ad avere nel tempo, smussando o rinforzando le nostre caratteristiche energetico-caratteriali genetiche. Sarebbe bene tenere presente entrambi i Codici per capire cosa ci sta "disturbando" nella vita, ed agire sugli organi di conseguenza. Il Codice che terremo più presente sarà quello che avrà maggiori caratteristiche o problemi in relazione evidenziati sul piede, ma lavoreremo sempre ugualmente anche il nostro Codice di priorità "genetico".

A seconda del dito che differisce maggiormente dagli altri (per grandezza, lunghezza, larghezza), possiamo stabilire il Cod. (Codice di priorità) come segue:

- Codice 1 per l'alluce;

- Codice 2 per il II dito;

- Codice 3 per il III dito;

- Codice 4 per il IV dito;

- Codice 5 per il mignolo.

A volte ci potrà essere più di un codice, in questo caso sarà un codice misto. Si analizzerà quindi il soggetto sotto gli aspetti legati a tali codici, tenendo presente però che quasi certamente ci sarà un codice che sarà prevalente.

Esempi:

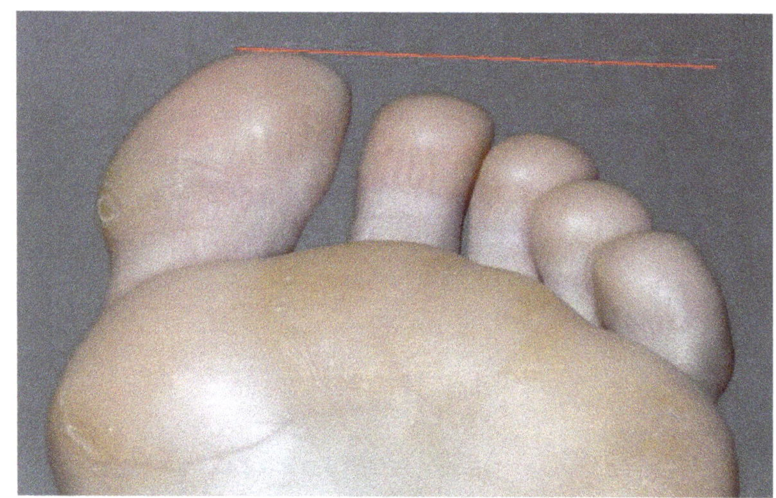

Codice 1

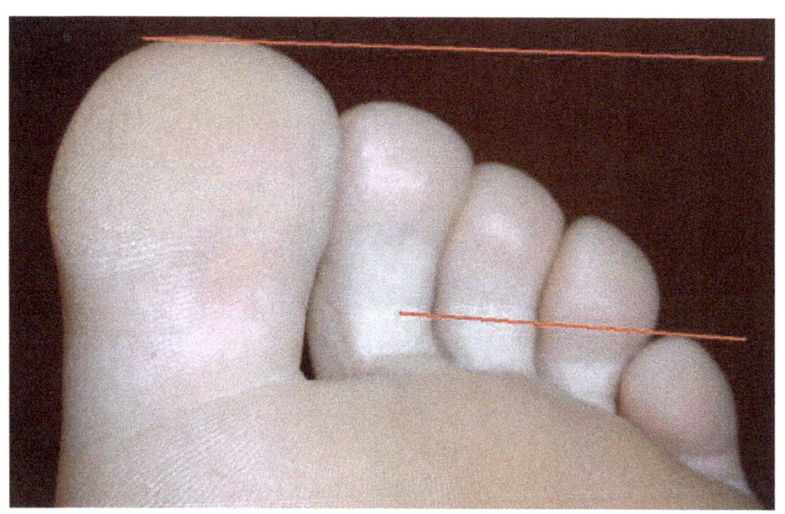

Codice 1 \ Codice 5

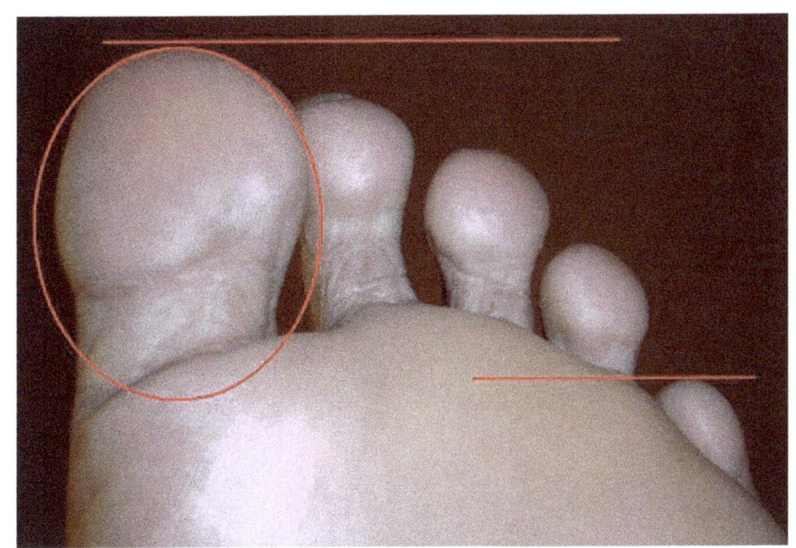

Codice 1 \ Codice 5

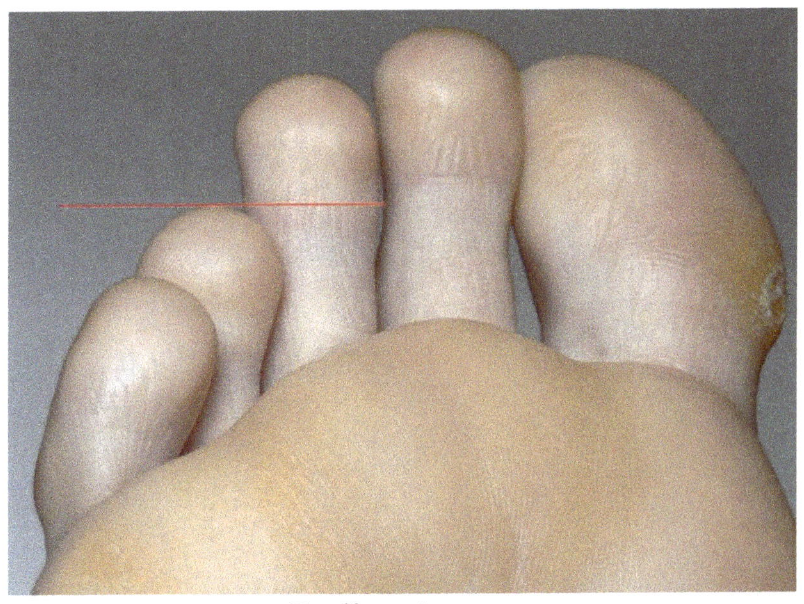

Codice 4

Appunti:

I CODICI DI PRIORITA'

L'analisi dei codici, anche se molto complessa, cercherà in questo libro di essere spiegata in tutti i suoi dettagli, ma in modo molto semplice e sintetico.

Quando non riusciamo costantemente a buttar fuori un'emozione, col tempo ci appoggiamo ad un vizio, come ad una stampella. Il vizio non nasce mai per caso, ma sarà sempre un mezzo adeguato per sopprimere certe emozioni.

La madre è responsabile dei tessuti di un individuo, e se prova un sentimento ma non vive l'emozione per molto tempo (rabbia soppressa, come la tristezza o altro sentimento) lascerà al figlio un congenitismo legato a tale situazione. Il padre, invece, è responsabile dell'energia e della struttura ossea dell'individuo. Il padre che vive un vizio al concepimento del figlio (o anche prima) per reprimere un sentimento o un emozione darà al figlio attraverso lo spermatozoo un energia in più legata a tale situazione, per fare in modo che il figlio non cada nei suoi stessi errori, un aspetto di protezione del padre verso il figlio. Così darà il Codice ereditario al figlio, ovvero un dito del piede più grande o più piccolo (, o piú grande, piú stretto...) il quale incorpora sempre un'energia in eccesso. Anche se il padre avesse il terrore di un vizio (terrore o odio del fumo, dell'alcool...), darà al figlio un'energia in eccesso legata a ciò perché lui, anche se in maniera contrapposta, non vive in equilibrio la relazione con tale vizio.

LE DITA E I CODICI

L'ALLUCE

L'alluce è la sede di rilevazione dell'energia nervosa. Questa ci permette di vivere onestamente con gli altri e soprattutto con noi stessi. Più l'energia nervosa è ricca, più l'individuo ha l'intenzione d'inserire se stesso nella società con sincerità ed onestà, affermando i suoi ideali, le sue convinzioni, cercando di creare attorno a sé solo vere amicizie con gli altri. Non avrà bisogno di raccontare e raccontarsi bugie per essere accettato o accettarsi. E' l'energia della sdrammatizzazione e della coerenza, poiché ci permette di rimanere fedeli alle proprie convinzioni. E' l'energia collegata al Cuore, qualsiasi cosa si manifesta sulla zona del Cuore (nel piede) vuol dire che c'è un'alterazione dell'energia nervosa.

&. CODICE 1 - L'Energia Nervosa.

Tale codice energetico, di regola viene lasciato al figlio da un padre che per incapacità di essere se stesso e di essere reale con gli altri usa come aiuto l'alcool per sopprimere tale situazione, oppure in senso contrario odierà l'alcool, dando così al figlio un eccesso di energia nervosa per aiutarlo a non commettere i suoi stessi errori, o gli errori di qualcun' altro a lui molto vicino.

Questa energia si esprimerà tramite l'alterazione morfologica dell'alluce (più grande, più largo, più piccolo, più stretto..)

Nei soggetti che appartengono al Cod. 1, se il dito sarà più grande o più lungo, il soggetto sarà più estroverso (quindi manifesterà di più), se più piccolo o più corto sarà più introverso.

Il soggetto avente un Cod. 1 di regola ha un grande valore dell'amicizia, ama le verità e non i segreti. Usa molto le parole (di regola parla tanto) e può entrare molto spesso in discussione con chi gli è vicino. Il sentimento che prevale in lui è la gioia. L'alluce a livello caratteriale e psicologico è legato **al Sé** di una persona (al valore che si ha di se stessi), anche per questo se è più grande si sarà più estroversi (si è sicuri di sé), al contrario introversi (più insicuri, timidi..) (Per maggiori chiarimenti vedi anche la parte del libro dedicata al Cuore).

N.b.: per esserci un Cod.1, l'alluce in relazione al III dito dev'essere più grande o più piccolo della norma (tenendo in considerazione che il terzo dito debba essere in equilibrio con le altre dita). Questo vale anche per l'analisi degli altri codici.

Sono strettamente legati a questa energia (e quindi é "doveroso" prestare maggiore attenzione se prevale un disturbo a questo codice) la testa, la zona cervicale, tiroide, intestino tenue, plesso solare, ipofisi ed epifisi.

Momento fisiologico del piede: piedi troppo rossi e caldi.

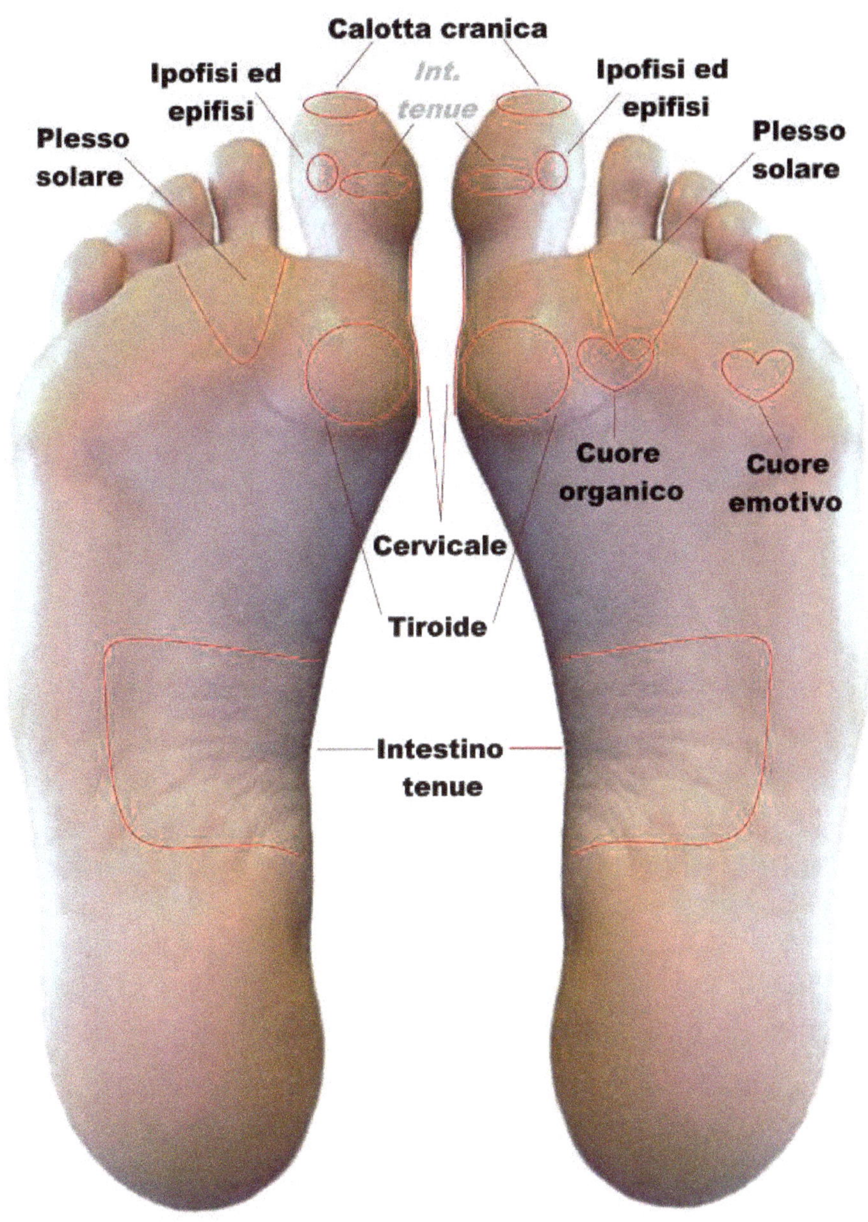

Figura Codice 1

Il secondo dito è la sede di rivelazione dell'energia mentale; è la capacità di memorizzazione di un pensiero, di un'emozione, di un sentimento, di un avvenimento. Non è collegata alla capacità di ricordare come quantità di cose, ma come qualità. Ci dà la possibilità di pensare e ripensare, chiedere e richiedere con la propria testa, riflettendo e scegliendo la cosa giusta per sé stessi. Questo tipo di energia ci permette anche di andare avanti dopo un rifiuto, un fallimento, una sconfitta.

❧ CODICE 2 - L'Energia Mentale.

Questo Codice di regola viene lasciato ad un figlio da un padre che per sua insicurezza personale usa l'ipocondria al posto di fare domande o richieste. Tale eccesso di energia si rivelerà nell'alterazione morfologica del II dito. Se il dito è più lungo il soggetto sarà più riflessivo, e se più piccolo sarà più impulsivo. E' un soggetto che non ama avere troppe responsabilità, ma che fa molte domande e richieste. Il sentimento che prevale in lui è la riflessione. Tale energia è legata anche **alla famiglia**. (Vedi Milza) Prestare attenzione anche a trigemino, stomaco, pancreas, milza, bocca, linfa.

Momento fisiologico del piede: piedi caldi ma umidi (probabilmente gialli).

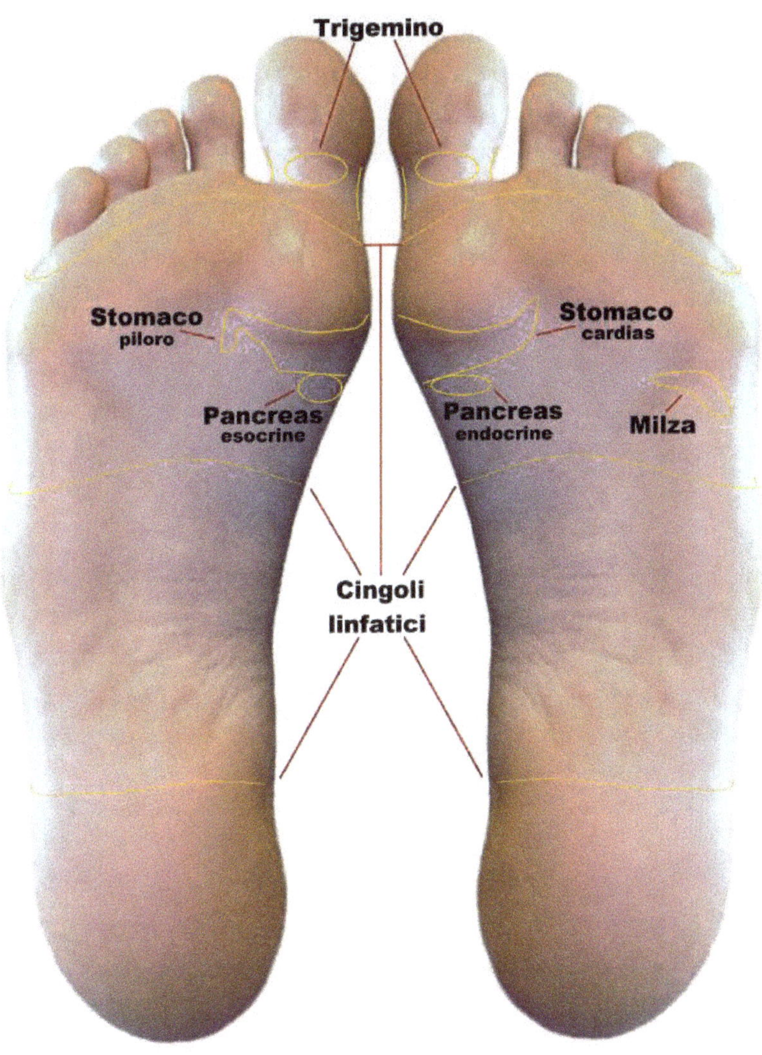

Figura Codice 2

IL III DITO

Il terzo dito è la sede di rivelazione dell'energia sessuale; questa energia ci permette di vivere in equilibrio i nostri istinti sessuali sia come uomo-donna nel sociale, sia come maschio-femmina nel rapporto a due, apprezzando i pregi e "difetti" dell'altro sesso e i propri. Ci dà anche la forza di essere sé stessi anche se agli altri non andiamo bene, e di sentirci diversamente complementari. L'istinto sessuale porta alla donna l'istinto di farsi bella, nell'uomo farsi forte; nella donna essere dolce, nell'uomo essere deciso; nella donna la voce aggraziata, nell'uomo la voce calda; nella donna accarezzarsi, nell'uomo accarezzare; nella donna l'istinto di conservazione dell'essere, nell'uomo il procacciare per la sopravvivenza; nella donna abbellire, nell'uomo arricchire; nella donna andare verso il rotondo (le curve...), nell'uomo verso la squadratura. Questi sono i sintomi che prevalgono per i due sessi, ma ciò non vuol dire che non si debba avere anche una parte di istinti dell'altro sesso, anzi, ci devono essere per essere completi, per avere un equilibrio (yin-yang). Ciò che è importante per non disturbare l'equilibrio di un soggetto è che gli istinti che prevalgono alla fine sono quelli legati al proprio sesso.

& CODICE 3 - L'Energia Sessuale.

Il padre che per insicurezza sessuale (nel sociale e non fisica, ad esempio timido davanti l'altro sesso), oppure il padre che è un grande fumatore o che odia terribilmente il fumo della sigaretta, darà al figlio un eccesso di Energia Sessuale, che si rileverà con l'alterazione morfologica del III dito, dando l'appartenenza al Cod. 3. Se lungo o grande si sentirà superiore all'altro sesso, se più piccolo si sentirà un po' inferiore, fino ad invidiare un po' l'altro sesso. Quando si ha ad esempio una discussione con una persona dell'altro sesso i surreni producono il nicotene, che ci provoca l'agitazione, il tremolio. La nicotina riesce a tenere a bada questa sensazione. Il Codice 3 è di regola un soggetto molto bravo nell'arte, nel disegno, e in tutto ciò con cui è libero di esprimersi (specialmente se il dito è lungo). E' una persona che vuole esser presa in considerazione. Il sentimento che prevale in lui è la tristezza, che la sfoga col pianto o col lamento. L'Energia Sessuale è anche l'energia legata all'aspetto della persona verso **il partner**. (vedi Polmone) Prestare attenzione anche a gola, laringe, faringe, bronchi, colon, appendice, tutto ciò che é in relazione con l'apparato sessuale, ano, naso, tonsille, trachea, seno, gabbia toracica e parete addominale.

Momento fisiologico del piede: piedi freddi e

secchi.

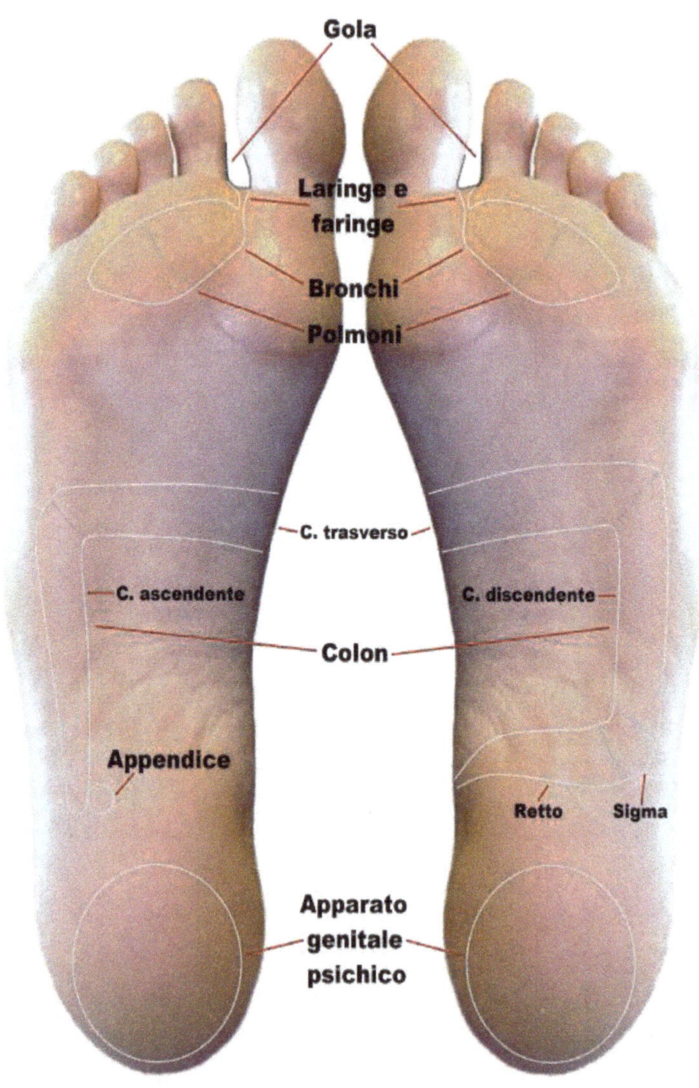

Figura Codice 3

IL IV DITO

Il quarto dito è la sede di rilevazione dell'energia della forza (fisica e morale). Tale energia ci permette di conoscere le nostre forze e capire fin dove possiamo realmente arrivare; ci da la forza di "rimboccare le maniche" e cambiare ciò che non ci va, e ci fa ascoltare i nostri punti deboli. E' l'energia del sapersi "bastare".

CODICE 4 - L'Energia della Forza.

Il padre che per incapacità di scaricare la propria rabbia si abbuffa (in ogni senso) darà al figlio un eccesso di Energia della Forza, che si rivelerà nell'alterazione morfologica del IV dito, dando l'appartenenza al Cod. 4. E' l'energia del saper dire basta, agli altri e a sé stessi. Se il dito sarà più grande il soggetto sarà più aggressivo e dinamico, la sua rabbia sarà soppressa nell'abbuffarsi, nel mangiare tanto (anche senza sentire il gusto delle cose), gradirà le cose dure da mangiare, per distruggerle tra i denti; cercherà di abbuffarsi in tutto: nell'attività fisica, nella ricchezza (avere e avere...), nelle regole... Se il dito sarà più piccolo sarà un po' meno intraprendente, oserà di meno. Sarà poco predisposto per andare in vacanza, perché in fondo preferisce stare così, in questo equilibrio. Il soggetto di Cod. 4 di regola da piccolo smania nel ricevere come regalo giocattoli, perché il suo grande desiderio non è giocarci, ma smontarli dopo poco...

Per tale soggetto il rispetto tra le persone è molto importante, il sentimento che prevale in lui è la rabbia, che la sfoga anche con l'urlo e il movimento.

Questo tipo di energia mette in relazione il soggetto con **il sociale** (con tutto ciò che lo circonda nella vita sociale). (Vedi Fegato). Prestare attenzione anche a occhi, fegato, cistifellea, paravertebrali.

Momento fisiologico del piede: piedi dolenti anche senza scarpe.

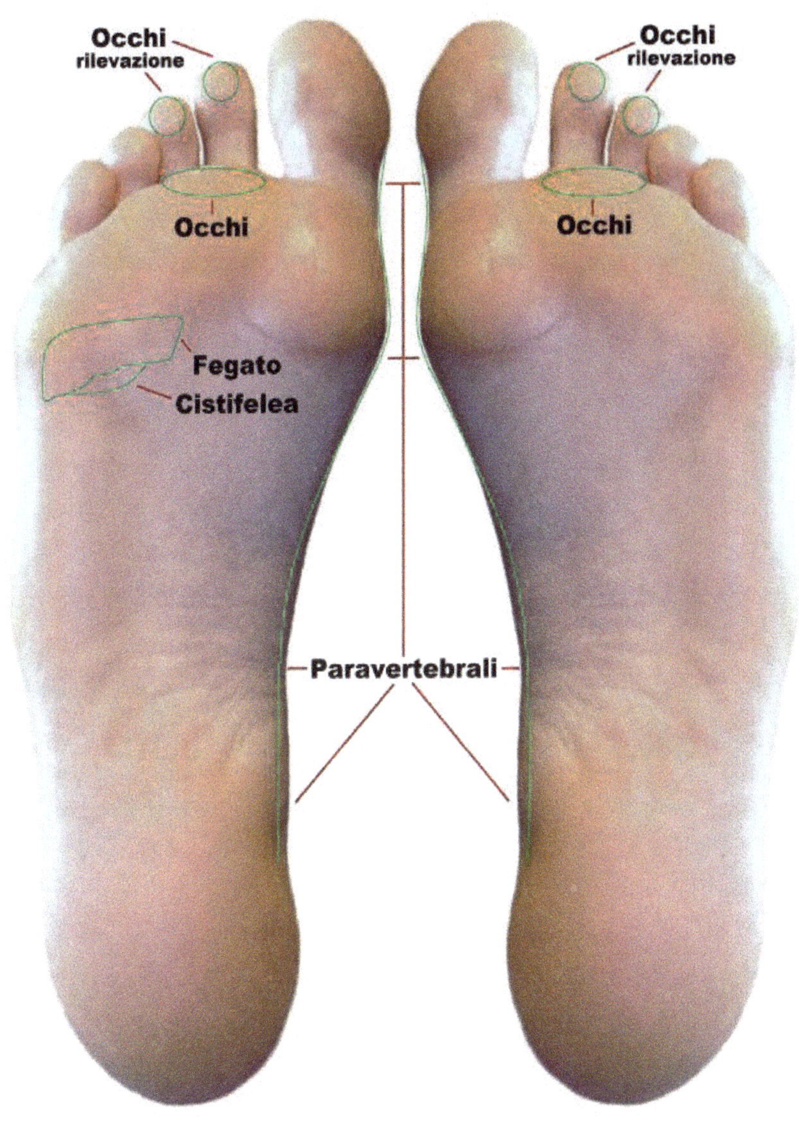

Figura Codice 4

IL V DITO

Il quinto dito è la sede di rilevazione dell'energia di riserva. Come ci fa capire il nome, è un'energia di deposito dove, ogni volta che c'è uno stato di grande stress tanto da andare a scaricare (a svuotare) un tipo di energia (di un altro organo...), andiamo a recuperare dai Reni quest'energia di riserva, per permetterci il superamento di tale condizione. Se non sappiamo fermarci riconoscendo i nostri limiti sprecheremo sempre l'energia di riserva, finché alla fine non ne avremo più quando ci servirà. Per fare in modo di non andare a utilizzare questa energia bisogna avere la capacità di dirsi "sono arrivato fin quì, e adesso mi fermo". E' l'energia del superamento.

ꙮ CODICE 5 - L'Energia di Riserva.

Il padre che per mancanza di autostima usa il rischio al posto di ammettere i propri limiti darà al figlio un eccesso di Energia di Riserva (chiamata anche di superamento, per la sua funzione), che si rivelerà nell'alterazione morfologica del V dito, dando l'appartenenza al Codice 5. Se il dito sarà più grande avrà più paura delle cose, ma se più piccolo sarà meno temerario, avrà meno il calcolo del rischio, amerà lo sport estremo, la sua gioia sarà quella di riuscire a mettere a repentaglio la propria vita, senza le dovute precauzioni, rifiutandole anche. Sarà attratto dal gioco d'azzardo, magari giocando tutto quello che ha in un'unica volta. Sarà quindi attratto dai vizi per attenuare questa sua emozione interna.

Il sentimento che prevale in lui è la paura (ama provare paura, provare psicologicamente il brivido della paura), che la sfoga con brividi e tremiti. Questo tipo di energia è associata a**lle radici** di un soggetto. (Vedi Reni). Prestare attenzione anche a vescica, reni, surreni, orecchie, uretere, zona scapolare, ginocchio emozionale, ossa.

Momento fisiologico del piede: piedi bagnati e inodori.

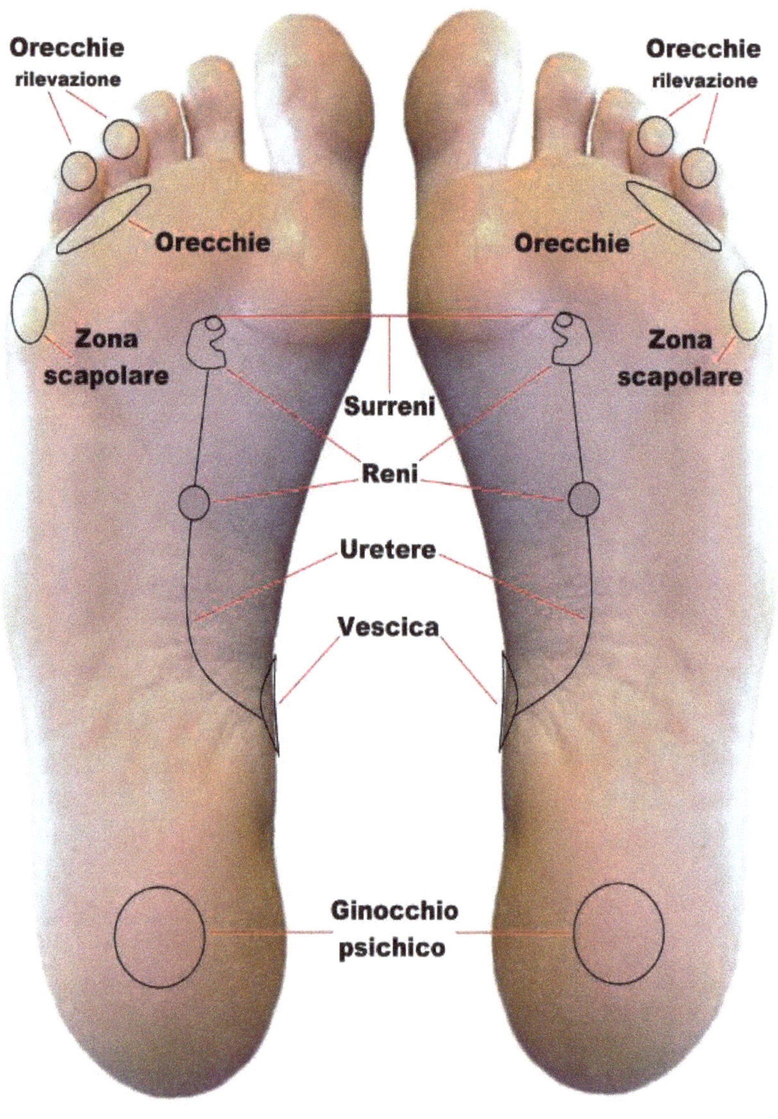

Figura Codice 5

TABELLA RIASSUNTIVA DEI CODICI

	Codice 1	Codice 2	Codice 3	Codice 4	Codice 5
Rilevazione energetica	Alluce	II dito	III dito	IV dito	V dito
Tessuto	Sistema nervoso	Connettivale	Epiteliale	Mesenchima	Midollo osseo
Sistema	Vascolare	Linfatico	Cutaneo difensivo	Tendineo muscolare	Sistema scheletrico motorio
Ghiandola	Tiroide	Pancreas	Sessuali, gonadi	Fegato endocrino	Surreni
Organo	Cuore	Milza	Polmoni	Fegato esocrino	Reni
Viscere	Intestino Tenue	Stomaco	Colon	Cistifellea (vie biliari)	Vescica
Sentimento	Gioia	Riflessione	Tristezza	Rabbia	Paura
Momento fisiologico piede	Piedi troppo rossi e caldi	Piedi caldi ma umidi (prob. Gialli)	Piedi freddi e secchi	Piedi dolenti anche senza scarpe	Piedi bagnati e inodori
Liquido	Sangue	Linfa	Ossigeno	Bile	Ormoni
Colore	Rosso	Giallo	Bianco	Verde	Nero

I MESSAGGI DEL PIEDE

(calli, duroni, ecc..)

&. I DURONI

I duroni sono degli ispessimenti callosi che ricoprono un'ampia zona, e consideriamo durone soltanto la zona del tallone e la parte del piede sotto le dita (tutto il plesso). Il durone della parte sotto le dita indica una forte tensione nella parte alta del corpo (ossigenazione), dalla bocca dello stomaco in su, senza l'implicazione degli organi sottostanti. La tensione è determinata da uno stato d'ansia. In questi casi si lavora prima la zona di ossigenazione e delle spalle, poi la zona interiore corrispondente in riflessologia vertebrale (sulla schiena). Quando troviamo il durone nel tallone vuol dire che c'è una grossa tensione nei glutei (portata molto spesso dal sentimento della paura per qualcosa), senza l'implicazione dell'apparato genitale. In questo caso si lavora anche nei glutei con riflessologia vertebrale. Il gluteo troppo duro indica una tensione all'utero\prostata, troppo molle a carico delle ovaie\testicoli.

⚘ IL TALLONE E LA SFERA SESSUALE

Qualsiasi altro problema che indica il tallone (rosso, secco, gonfio, vuoto, freddo, caldo...), vuol dire che c'è un problema genitale di carattere psichico (nella sfera sessuale). Quando fa male al centro del tallone, vuol dire che c'è un problema al ginocchio corrispondente. Si lavora la zona riflessa del ginocchio sul piede.

⚘ L'IPERCHERATOSI

L'ipercheratosi plantare (in gergo popolare detto callo) è un ispessimento cutaneo posto sulla pianta del piede. La troviamo frequentemente sotto la testa metatarsale. Spesso presenta un aspetto molto duro e largo, con punti di penetrazione dolorosi all'interno. L'ipercheratosi dura ha un aspetto vetroso, traslucido, giallo sporco ed a volte può presentare macchie scure e\o brune. A livello somatico l'ipercheratosi può indicare una forte tensione sull'articolazione corrispondente (se avviene nelle zone corrispondenti alle articolazioni) oppure indica una tensione nella parete muscolare dell'organo corrispondente (se avviene in un punto riflesso di un organo). E' sempre causato dal fegato (mancanza di coraggio). Si lavorerà quindi in stimolazione e con sfregamenti sulla zona plantare corrispondente, infine si andrà a stimolare anche il fegato dal piede.

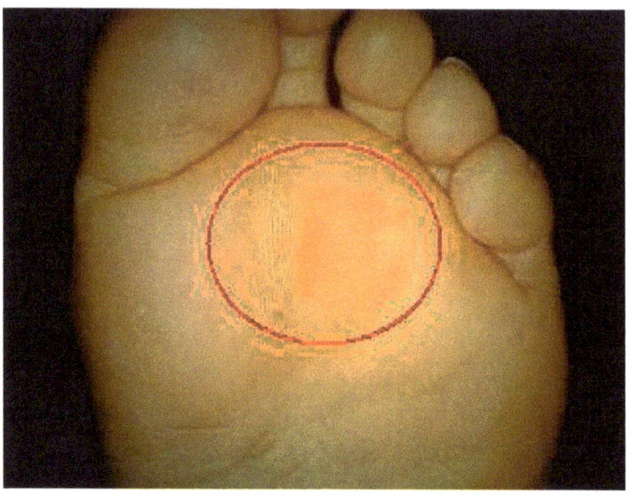

& LA VERRUCA

Le verruche plantari sono escrescenze tondeggianti che spesso si presentano nella pianta del piede. Per scoprirne la presenza, illuminate il piede con una luce piuttosto intensa, quindi verificate la presenza di zone di colore marrone-nero, che indicano la zona occupata dalla verruca. Sfregate la zona interessata con la pietra pomice e osservatela nuovamente. Se è ancora di colore marrone, allora si tratta di una verruca. La verruca rappresenta un problema legato al piano immunologico (non immunitario). **Non va eliminata perché sta sfogando qualcosa**. Le verruche sul piede indicano l'abbassamento del sistema immunologico dell'organo bersaglio, e cioè dell'organo posto riflessologicamente sotto la verruca (in questo caso lavorano i linfociti T, detti killer, i più aggressivi). Quando ci troviamo davanti a tale problema si lavora la milza, il cingolo linfatico corrispettivo, l'organo corrispettivo sul piede, e se molto doloroso anche la dermalgia corrispondente sulla schiena. Da precisare invece che le verruche sul corpo indicano un abbassamento del sistema immunitario (linfociti B).

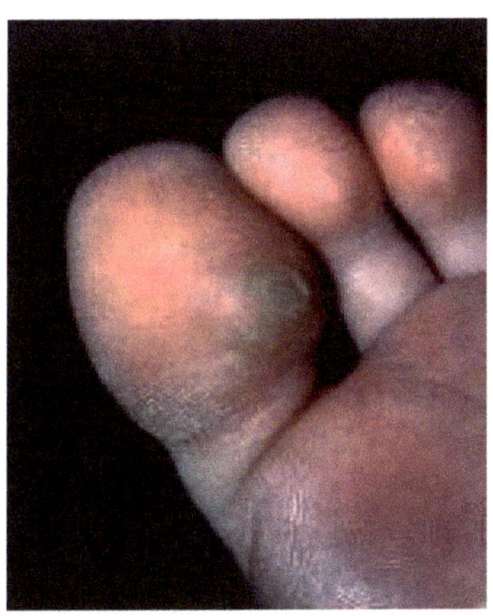

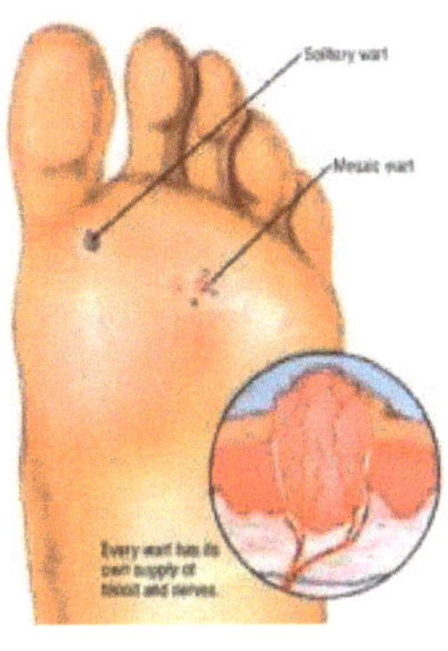

&. L'ALLUCE VALGO

Per dichiarare valgisismo il soggetto deve avere l'osso sporgente e la base dell'alluce spostata verso l'esterno. Se c'è solo la sporgenza dell'osso è una situazione riflessa dello sterno, se invece c'è solo stortura dell'alluce avremo una situazione riflessa della cervicale. L'alluce valgo indica una grossa tensione dello stomaco con l'implicazione del fegato se sul piede destro, della milza se sul piede sinistro. Deriva dalle troppe responsabilità avute dai 7 ai 15 anni (sul destro date dalla figura paterna, sul sinistro dalla figura materna).

&. IL PIEDE PIATTO

Il piede piatto nei bambini è una caratteristica normale, ogni persona nasce con il piede piatto, e poi si forma nella crescita. Se nel tempo il bambino cresce con il piede piatto significa che cresce insicuro, e non fa le sue esperienze nella vita. Si lavorerà la colonna vertebrale dal piede, e poi i Reni e il fegato per stimolargli il coraggio.

✑ IL COLESTEROLO E IL PIEDE.

Quando c'è ipercheratosi sul bordo del tallone, oppure anche senza ipercheratosi ma ci sono ragadi, vuol dire che è possibile che ci sia in atto una ipercolesterolemia psicosomatica. Questa aumenta per inversione dei ruoli, il fegato endocrine deve eliminare gli ormoni in eccesso. Gli ormoni sessuali sono liposolubili, e quindi il fegato li deve inglobare nel grasso per poterli eliminare. Si lavorano in stimolazione il fegato, la vescica biliare e le ghiandole sessuali.

✑ IL DIABETE E IL PIEDE.

Quando il durone nella parte del piede vicino alle dita è di tessuto trasparente, spugnoso e\o puntinato di chiodini bianchi, vuol dire che c'è un aumento della glicemia con tendenza al diabete. In questo caso si lavora in stimolazione pancreas, surreni e fegato. Sulla schiena si lavorano anche le dermalgie del cuore, stomaco e reni. Per contro, se un soggetto è dichiarato insulino-dipendente ed è sotto insulina, ma presenta queste caratteristiche, potrebbe non essere insulino-dipendente, o non esserlo più, e quindi consigliarli di essere controllato al più presto da un medico endocrinologo per sospendere possibilmente la terapia; perché al momento che la malattia diventa irreversibile il corpo non manifesta più le caratteristiche.

LE MANUALITA'

A seconda dei problemi che riscontriamo lavoreremo il piede come segue:

- o **sui punti dolenti** lavoreremo con pressioni di anestetizzazione e dispersione:

  - Digitopressione dispersiva: quasi sempre con l'alluce, entreremo lentamente nel punto con una pressione mediamente forte, rimarremo nel punto per almeno 30 secondi, poi rilasceremo gradatamente; così per almeno 3-5 volte, o comunque finché il dolore non incomincia ad attenuarsi. Nei punti più piccoli dove non è possibile entrarci con la punta del dito ci entreremo solo con l'unghia, ma in maniera molto leggera:

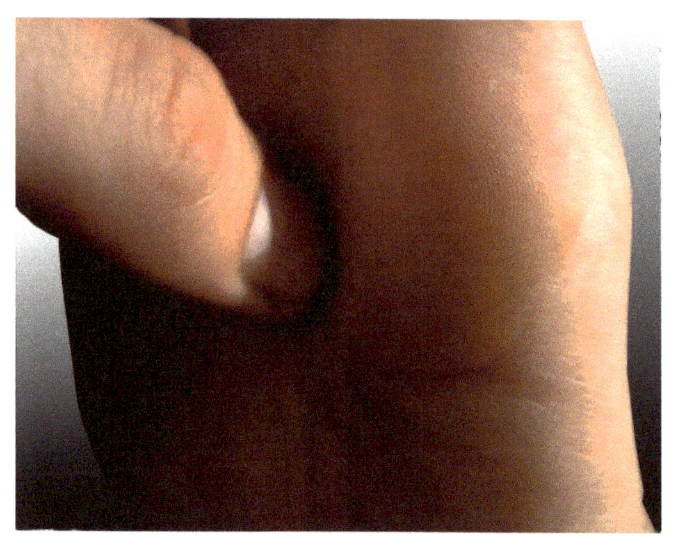

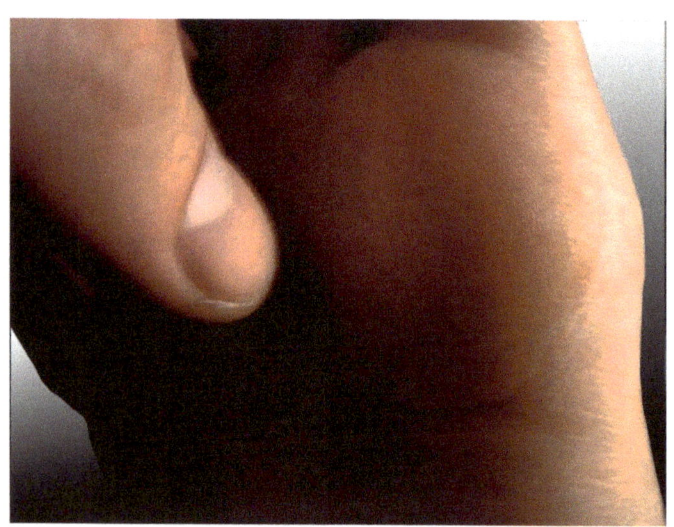

◍ Micro-frizioni, partendo dal centro del punto dolente verso l'esterno del punto stesso:

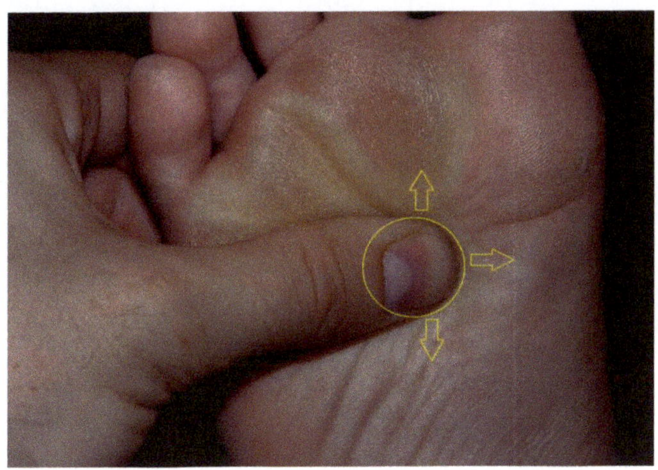

◍ Ci possono essere utili altre manualità che troveremo al capitolo successivo.

o **Sui punti atonici e\o caratteristica- mente spenti** o con poca energia, o con blocco o ristagno energetico (gonfi, di colore più chiaro o più scuro rispetto al piede, secchi, screpolati, duri), si utilizzeranno manovre di tonificazione, riattivazione ed apertura a seconda dei casi:

◍ Digitopressione continuativa: effettuare delle pressioni (quasi sempre con l'alluce) di circa 1-2 secondi l'una ripetute, magari anche con l'aiuto dell'unghia, ma in maniera piacevole e non troppo dolorosa. Rilascio di ogni pressione in modo veloce. Procedere su ogni punto a seconda dei casi, ma per almeno un minuto:

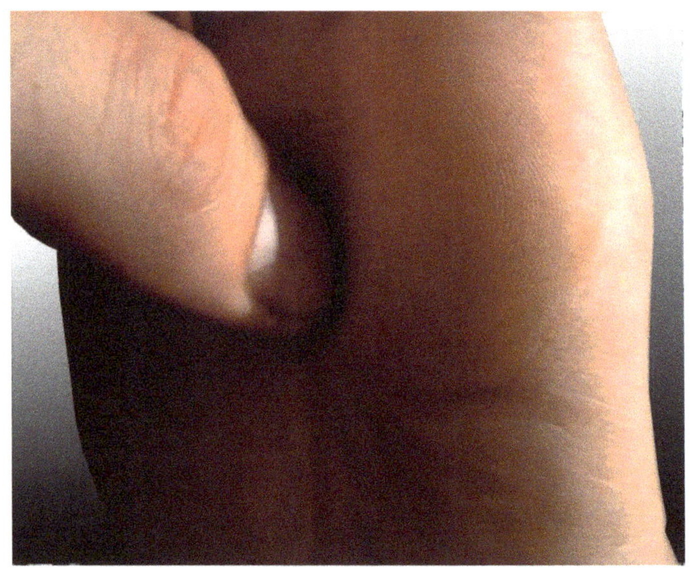

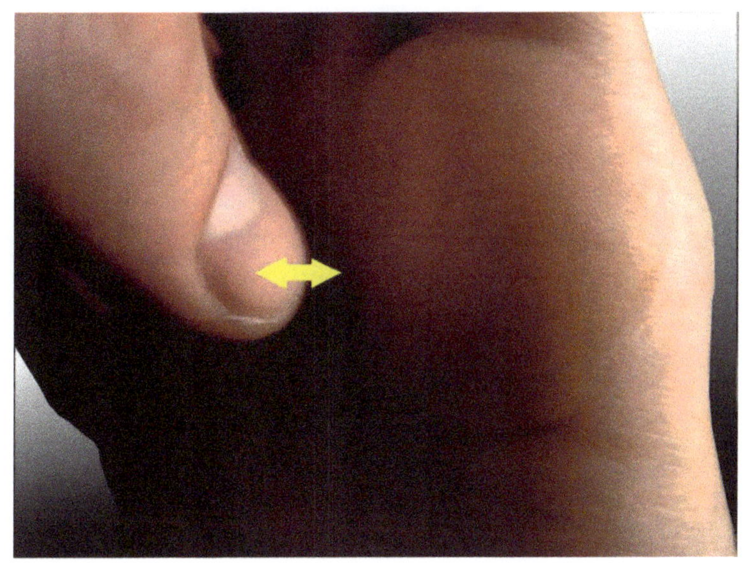

⓾ Micro-sfregamenti e sfregamenti intensi e profondi di tutto il punto

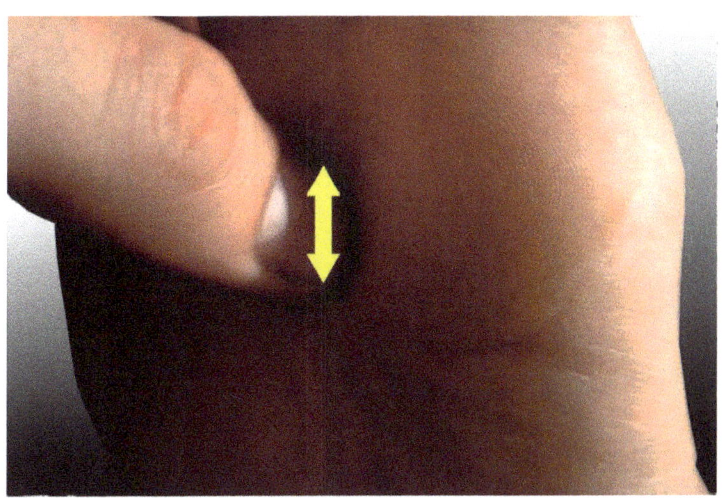

ⓞ Ci possono essere utili anche altre manualità che troveremo al capitolo successivo.

N.b.: prima di andare a trattare un'area sarebbe sempre meglio trattare prima il cingolo linfatico corrispondente (effettuare aperture contrapposte sul cingolo linfatico corrispondente, sia dorsale che plantare).

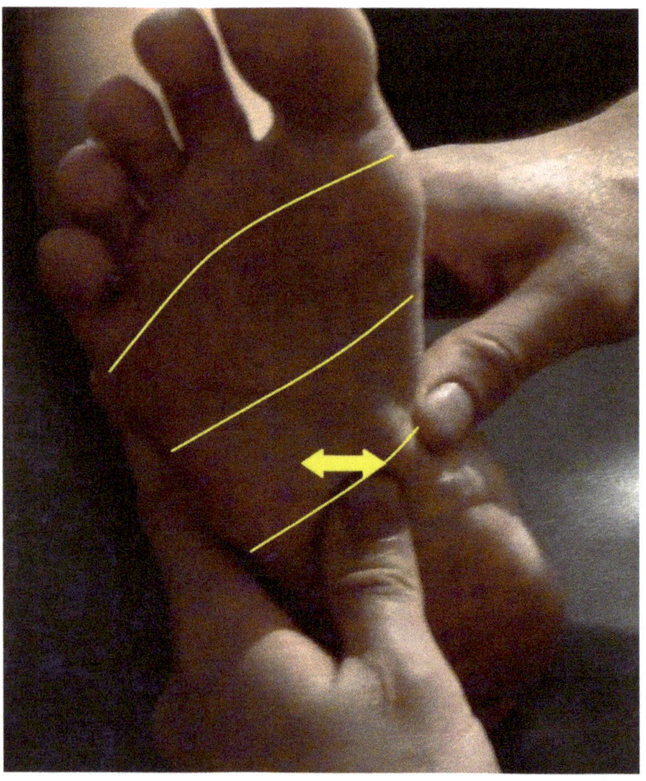

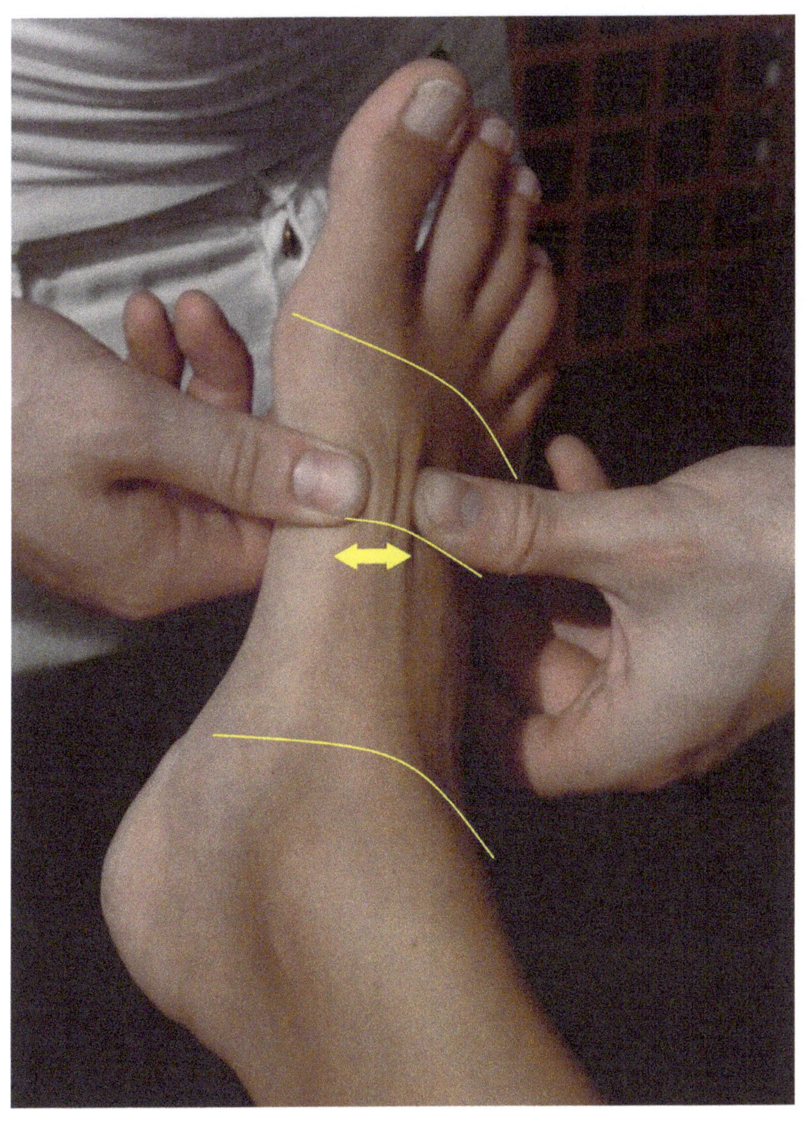

I CODICI DI PRIORITA', IL MOMENTO FISIOLOGICO E LE 5 MANUALITA'

A seconda del Codice, oltre a trattare i problemi incontrati singolarmente, verrà eseguita una manualità in relazione a tale Codice, e verranno lavorati anche gli organi ad esso riferiti.

❧ **CODICE PRIORITA' 1 -
MANUALITA' ROSSA:**

compressioni a mani piene di tutto il piede in più punti, dalle dita (comprese) fino alla caviglia:

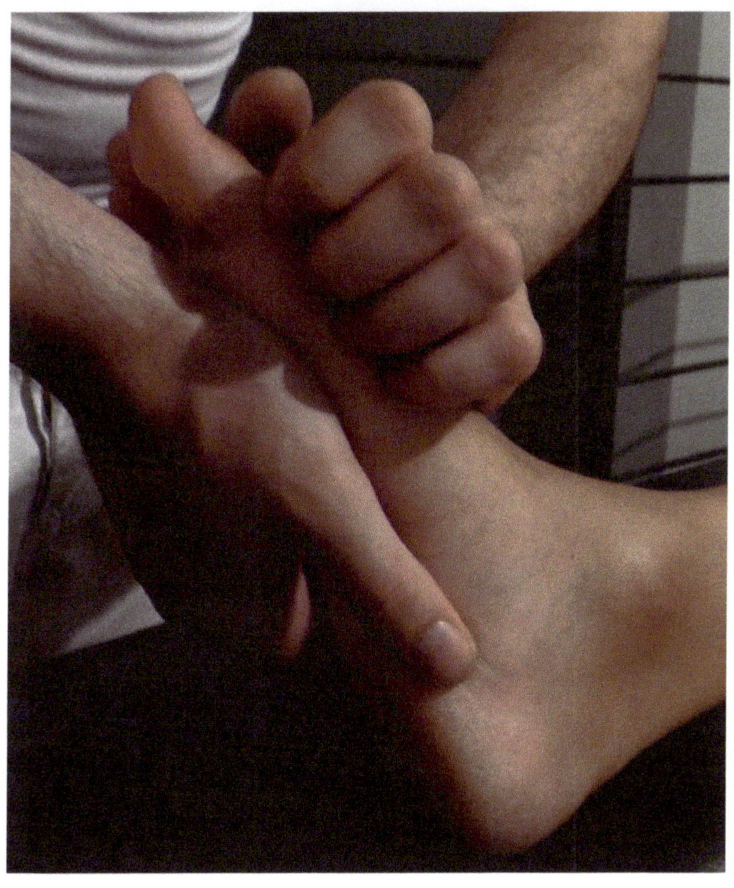

pompaggi profondi con i tenar contrapposti, con un tenar sul dorso e l'altro sulla pianta. I movimenti sono direzionati verso il tallone e la caviglia:

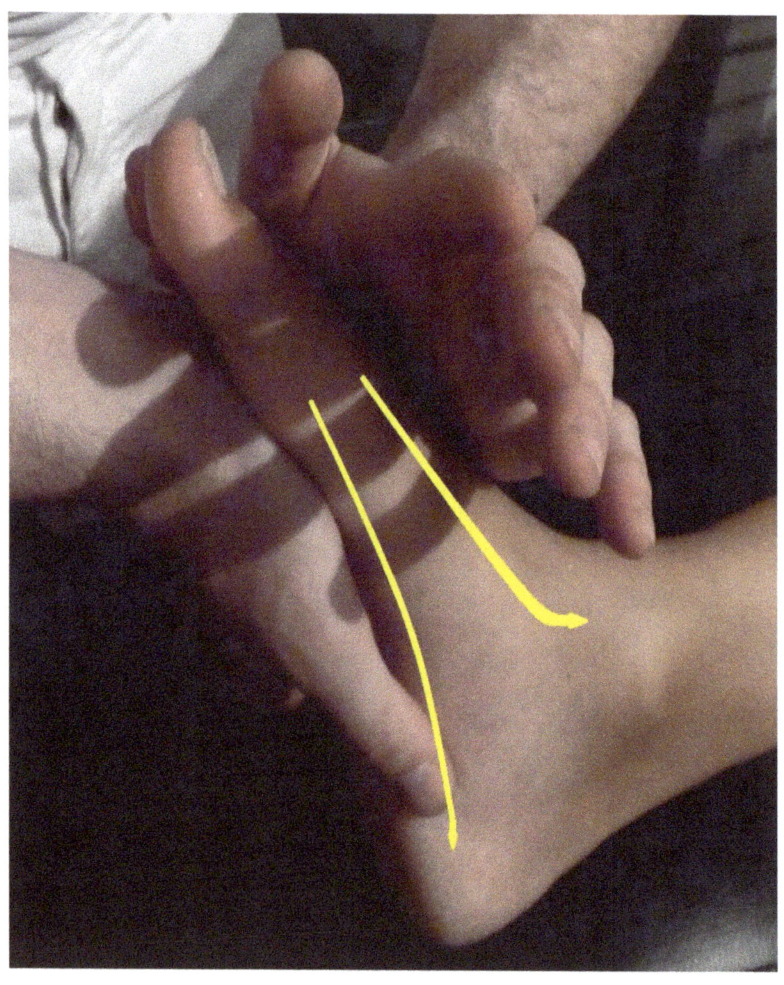

❧ CODICE PRIORITA' 2 - MANUALITA' GIALLA:

movimenti drenanti; pompaggio su tutto il dorso del piede:

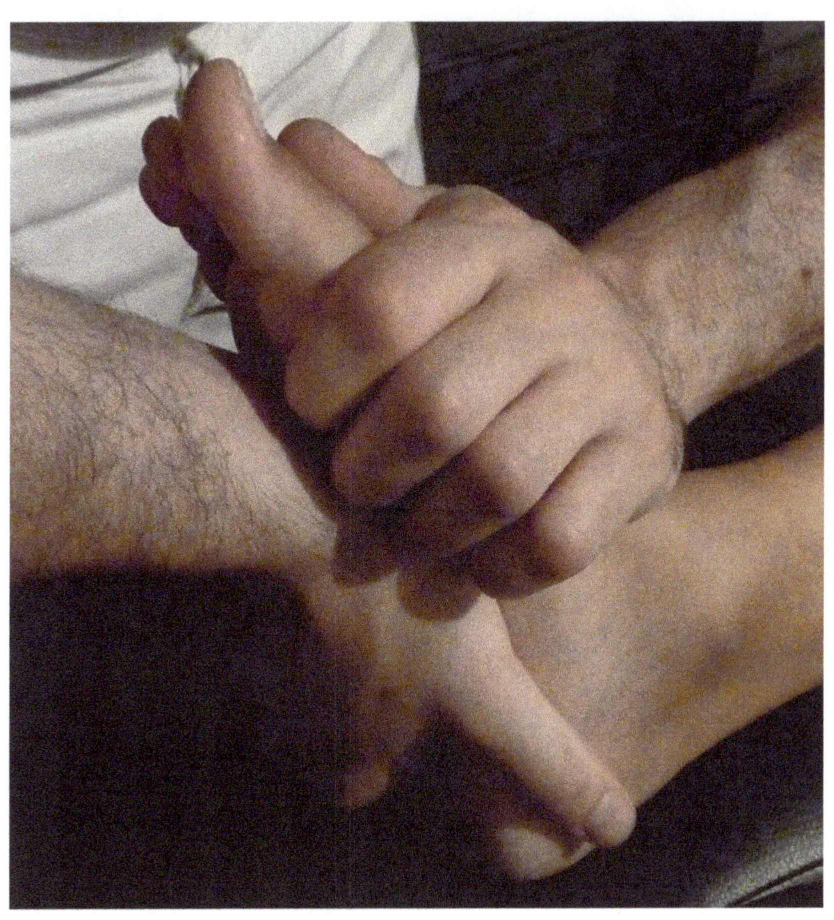

pompaggio generale a due pollici contemporanei sulla pianta del piede in direzione del tallone:

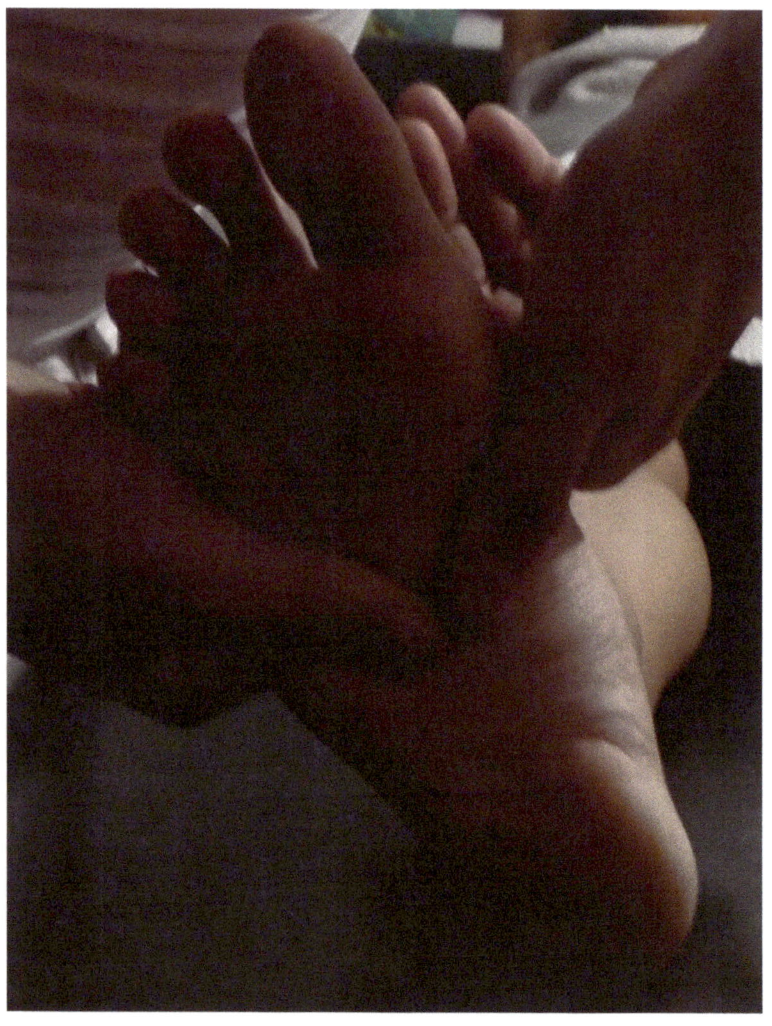

pompaggio generale a due pollici contemporanei sulla pianta del piede in direzione del tallone:

aperture contrapposte sui tre cingoli linfatici, sia dorsale che plantare:

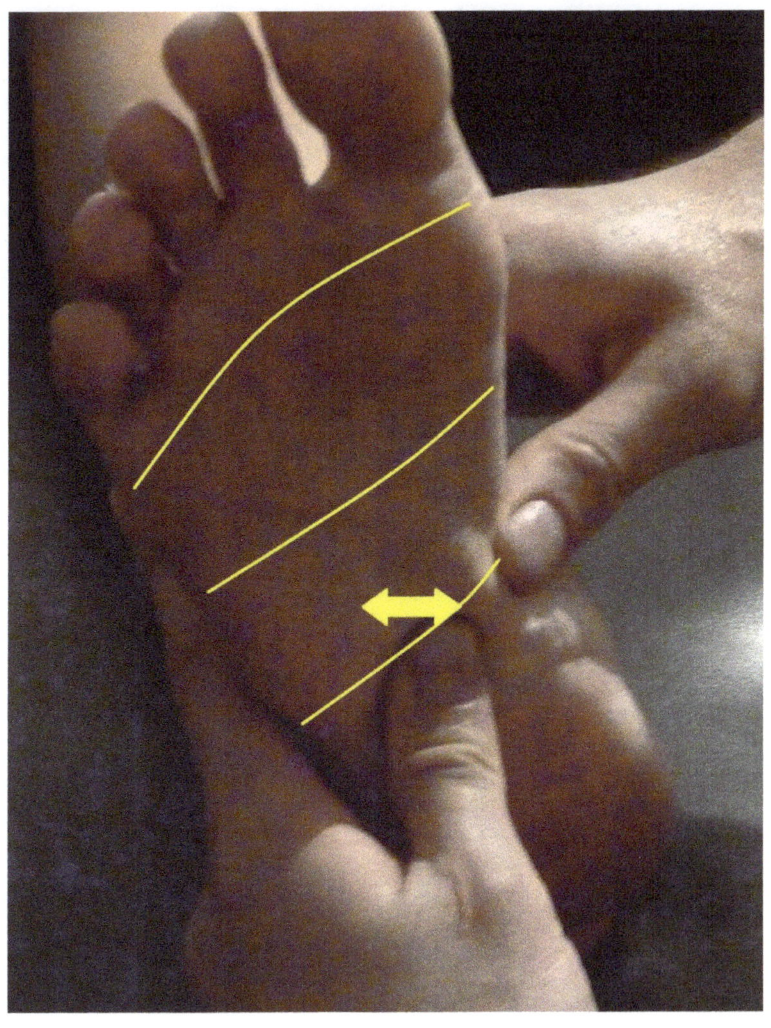

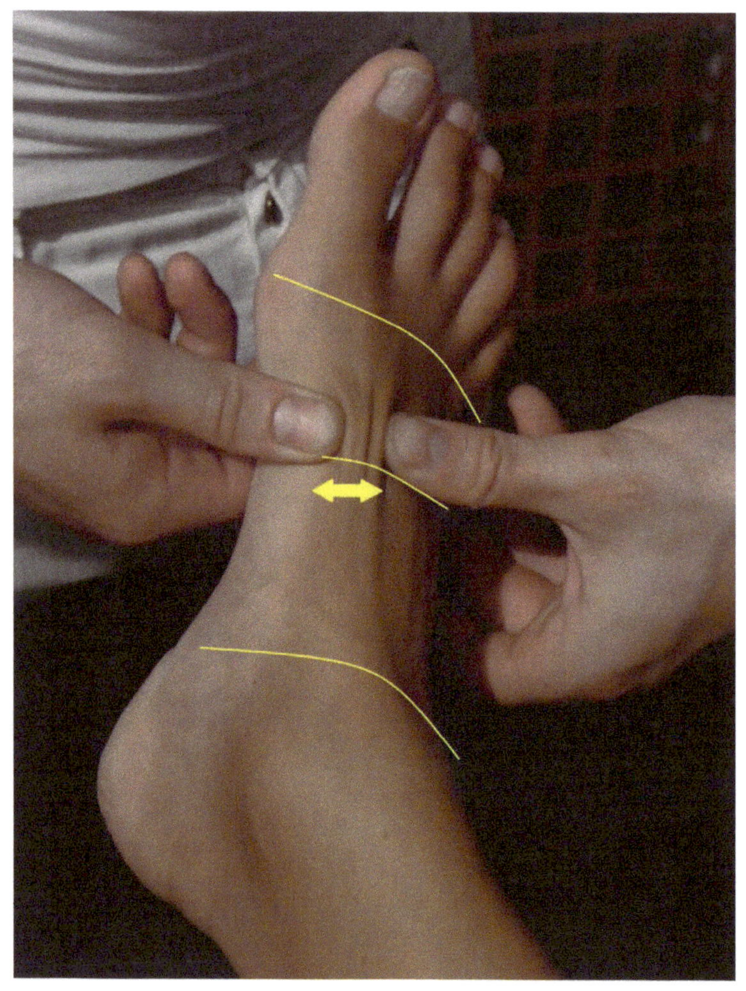

CODICE PRIORITA' 3 -
MANUALITA' BIANCA:

sfregamenti con i pollici su tutta la superficie, dorsale e plantare:

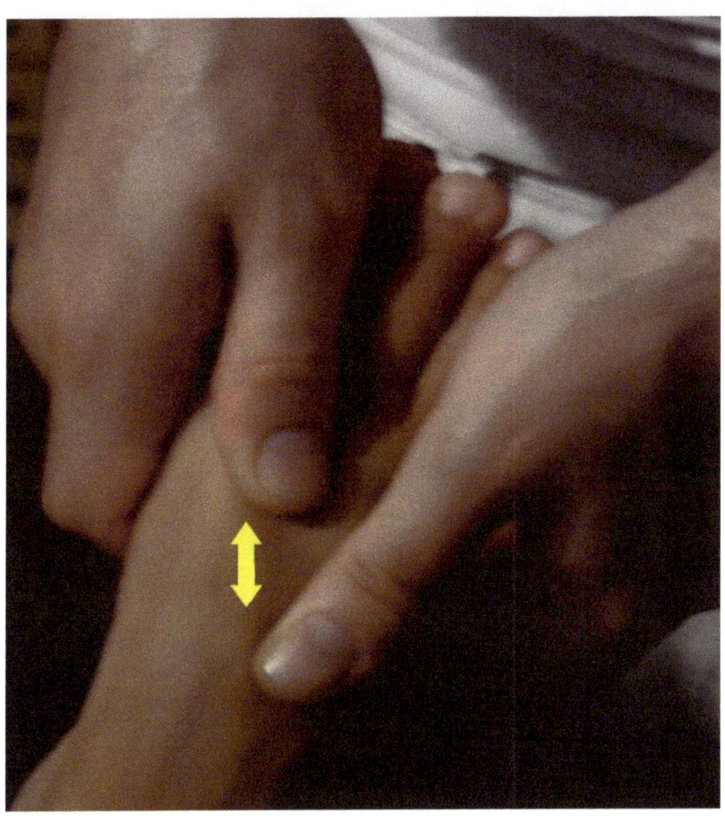

varie aperture a mano piena e sfregamenti circolari
su tutta la superficie del piede:

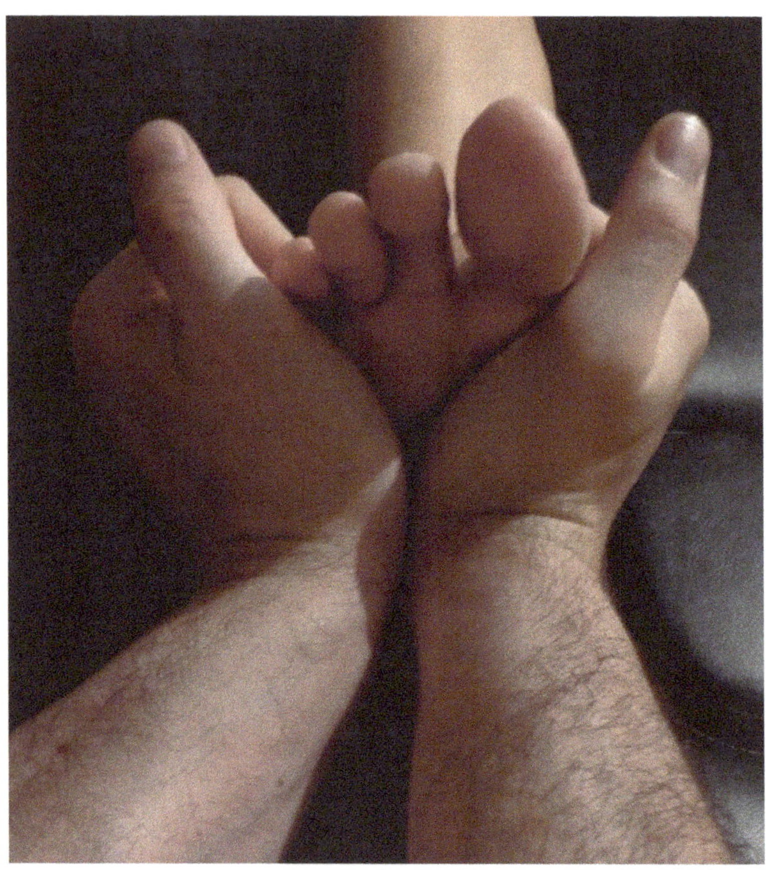

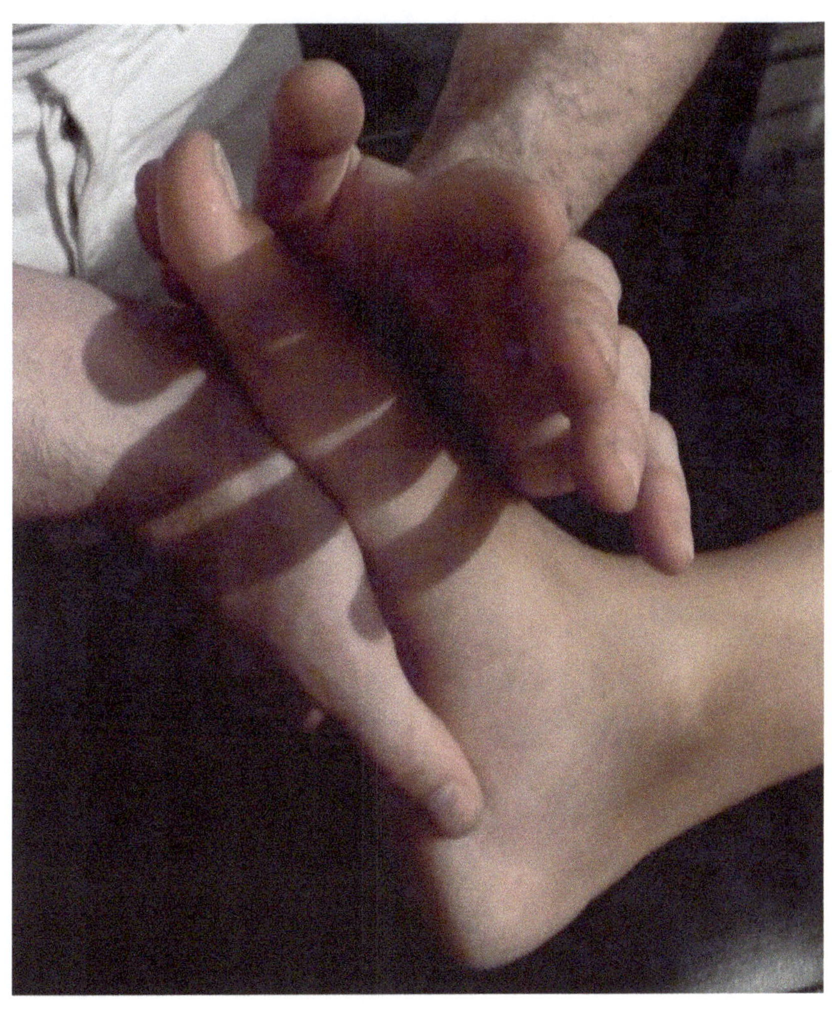

❧ **CODICE PRIORITA' 4 - MANUALITA' VERDE:**

con il pollice e con l'aiuto dell'altra mano scollamento di tutta la massa muscolare del piede; alternare a micro sfregamenti:

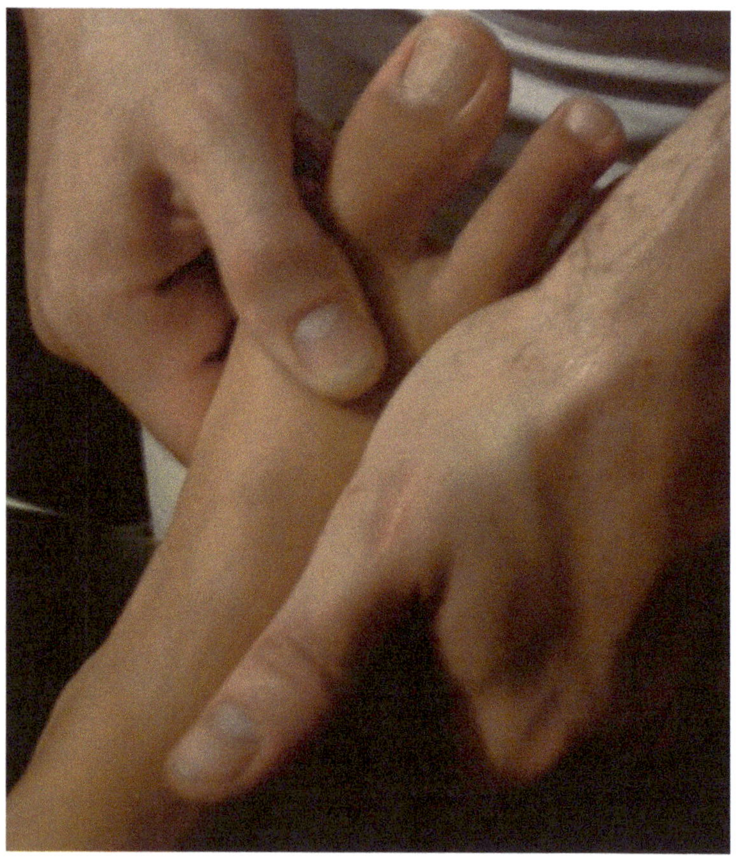

CODICE PRIORITA' 5 - MANUALITA' NERA:

stiramenti lungo le sezioni infratendinee con i
pollici in andata e ritorno, sia dorsali che plantari:

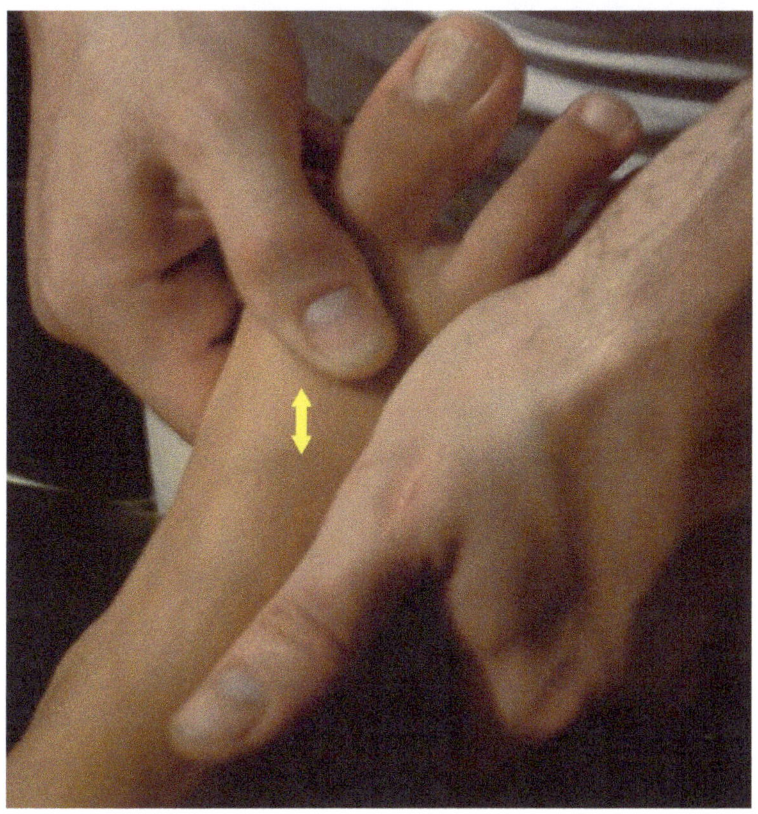

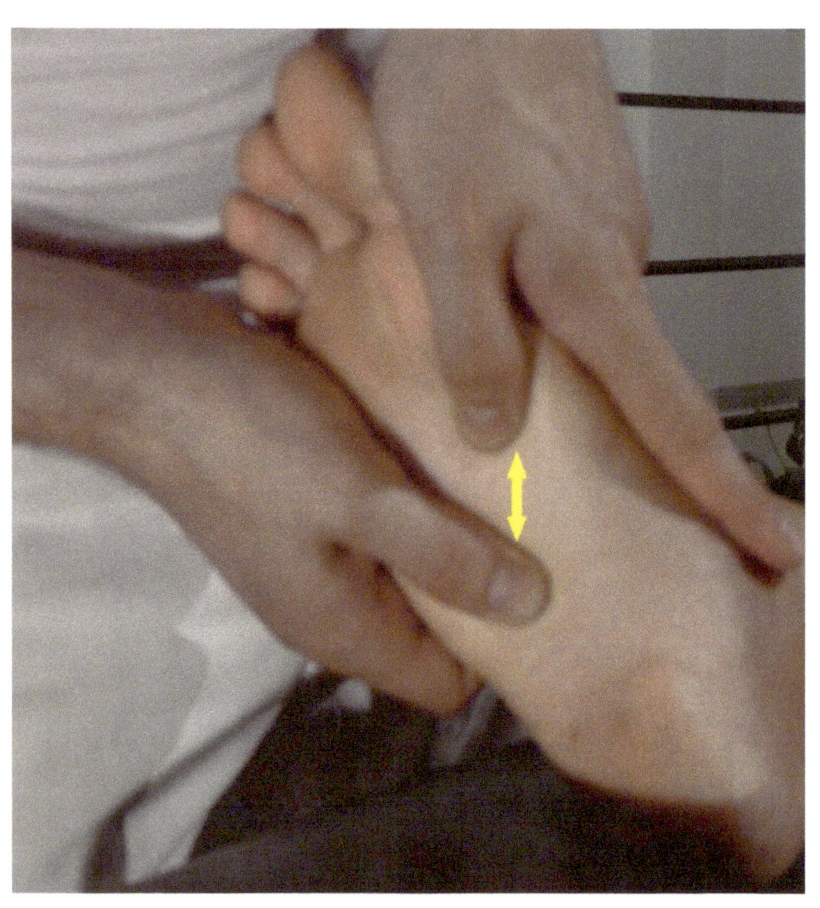

piccole scanalature su tutte le articolazioni riflesse:

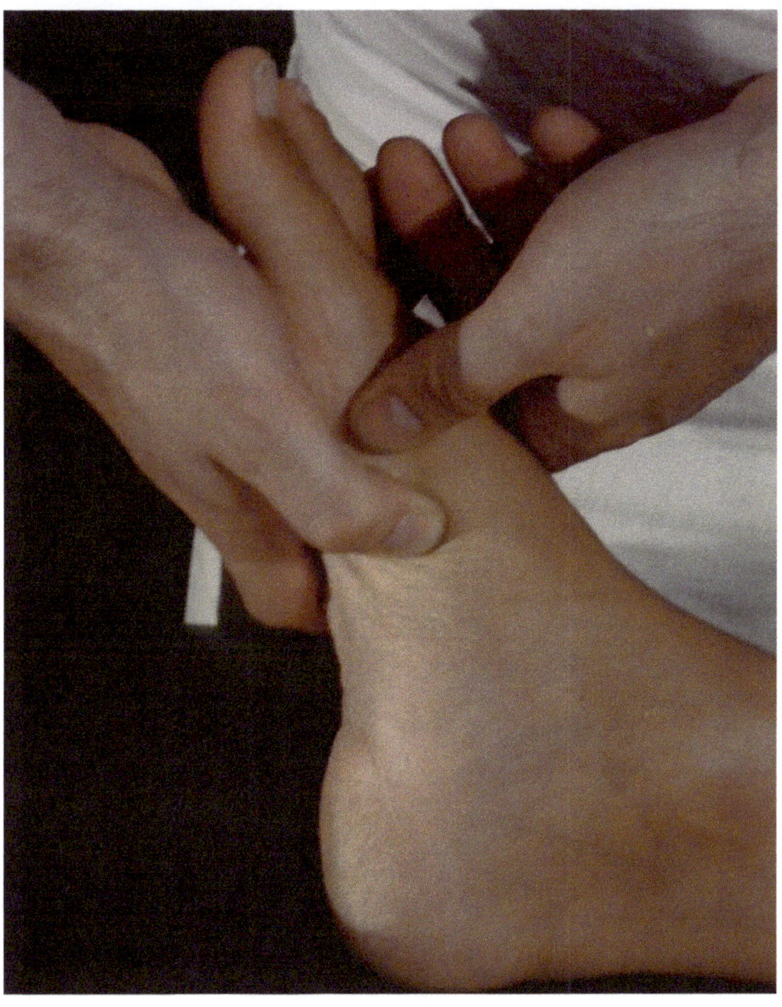

allungamenti del piede con la presa a due mani in posizione plantare e dorsale:

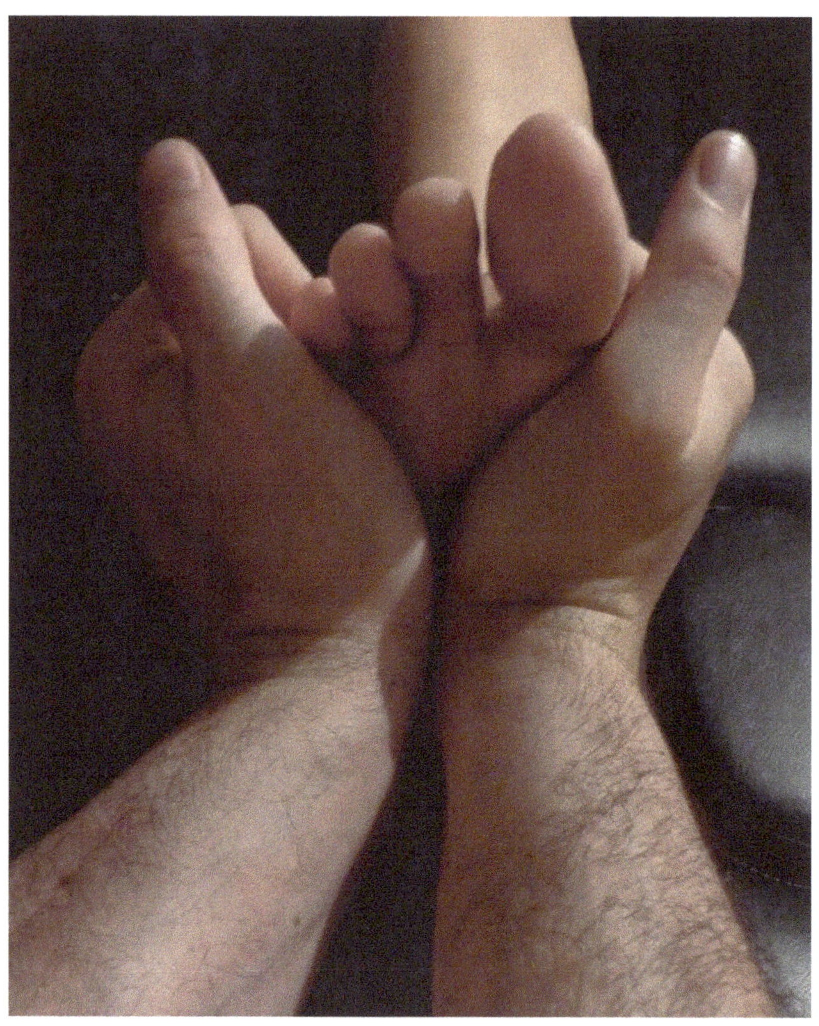

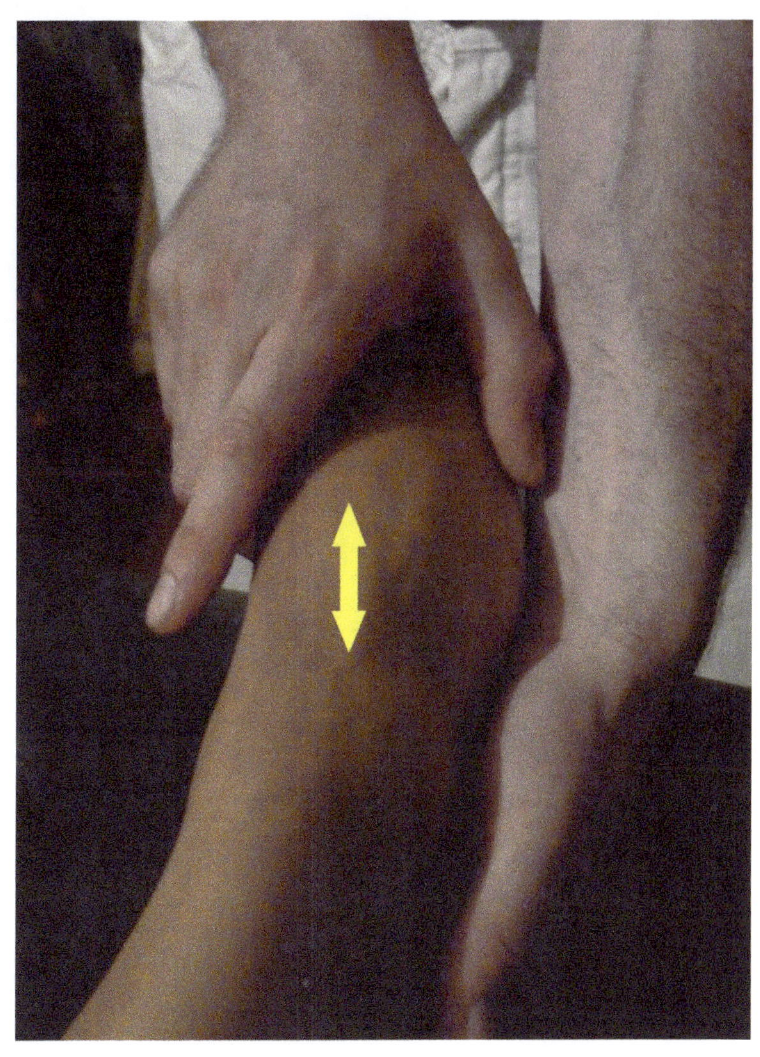

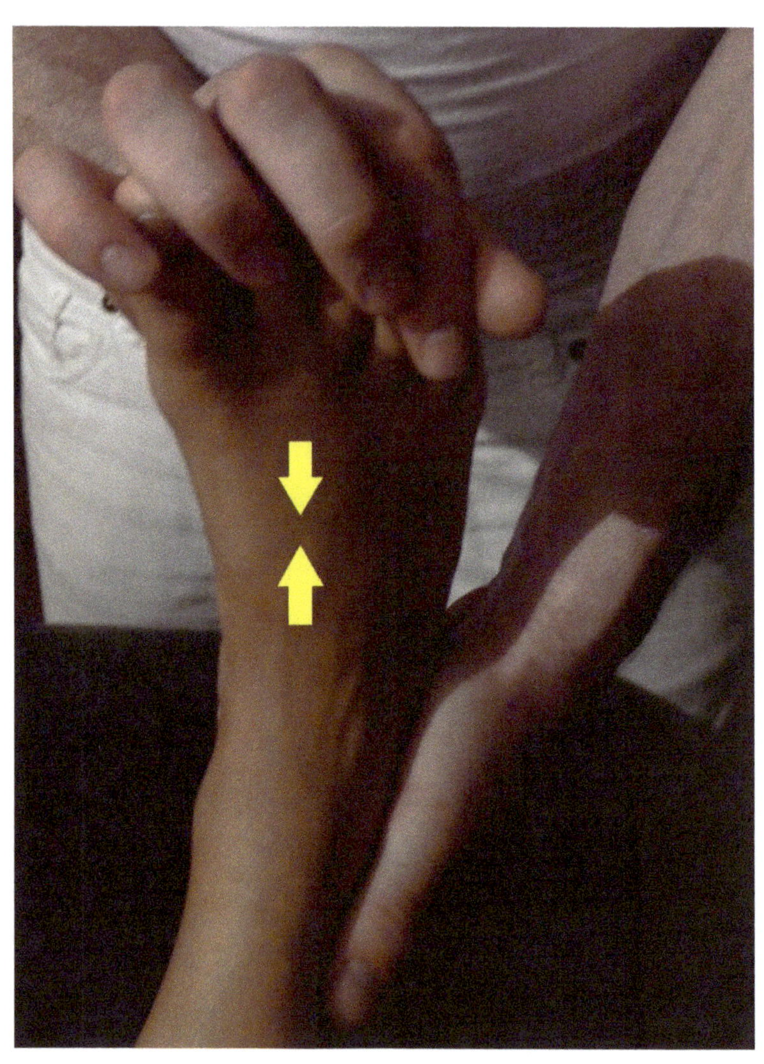

allungamenti delle dita a coppia contemporaneamente, rispettivamente alluce e III dito:

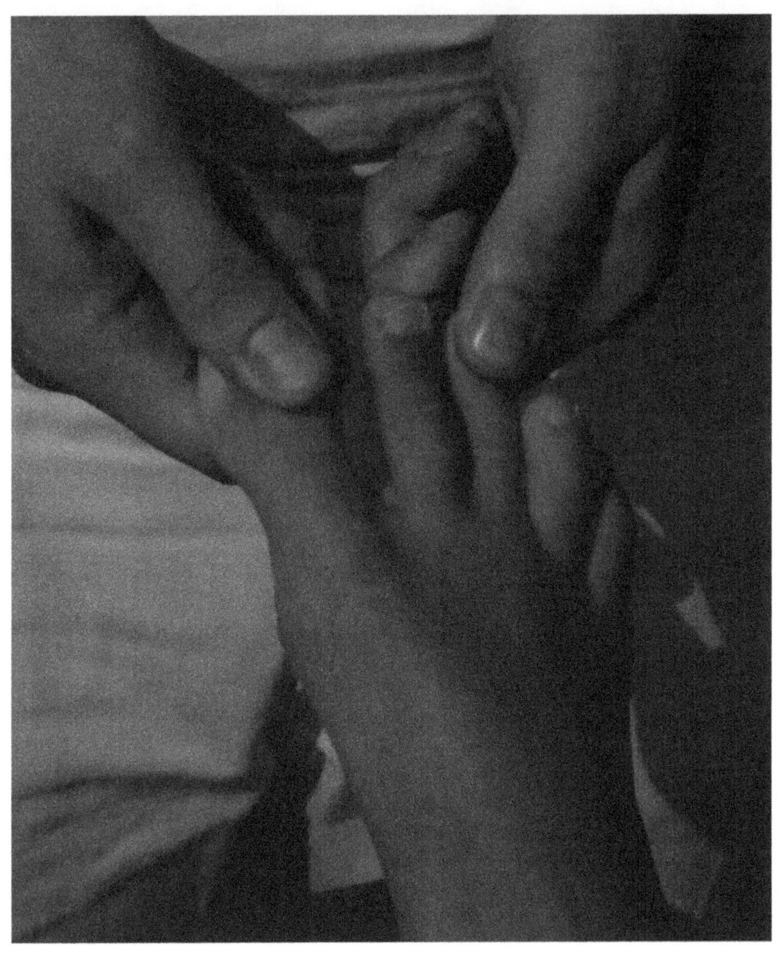

II e IV dito:

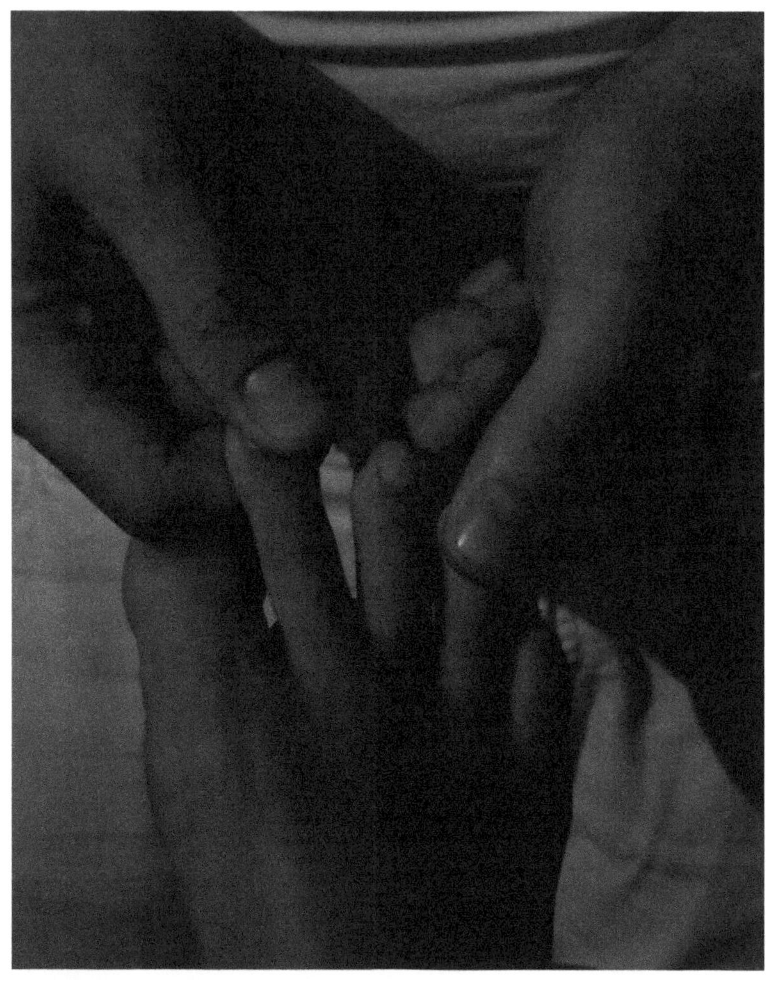

infine III e V dito:

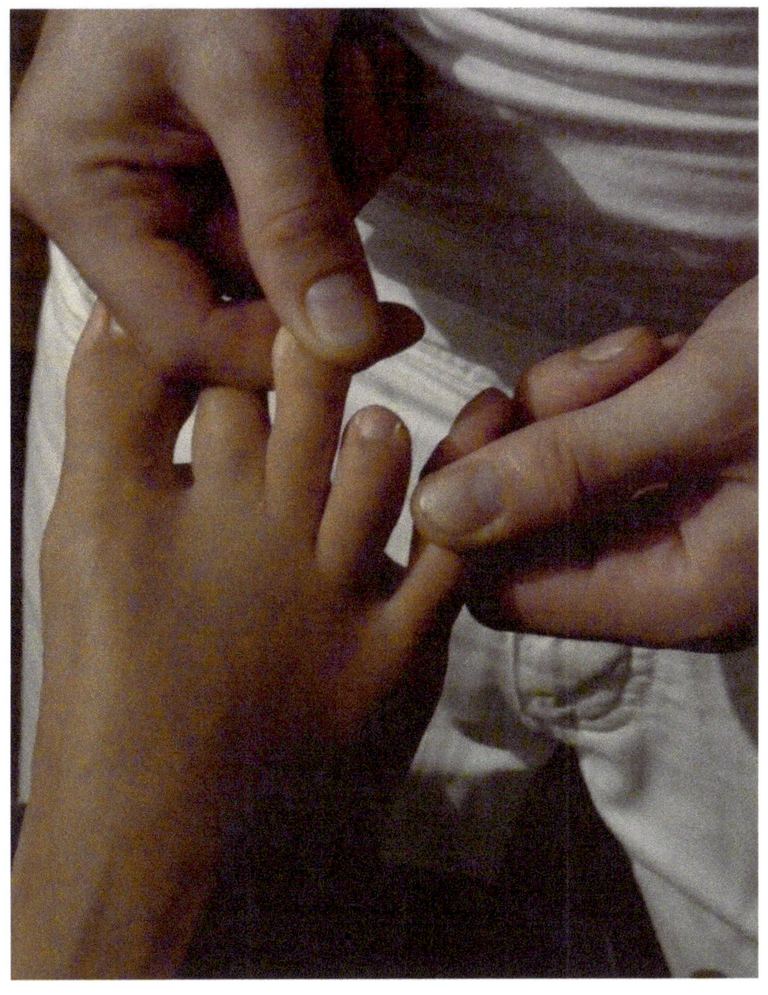

I POSSIBILI RIMEDI

Se fanno male tutti i metameri (sei metameri o più) e tutta la pianta del piede o quasi, si lavora la vescica biliare, poi il fegato in stimolazione e i reni in sedazione.

Inoltre i metameri e i punti riflessi del piede li lavoreremo anche per:

- POLMONI: problemi di respirazione in senso generale; pelle secca e/o che si desquama, umidiccia, grigia, spenta, facile sudorazione. Eczemi, dermatiti atopiche, psoriasi. Allergie (polmoni/pelle). Perdita dell'olfatto, riniti, ostruzioni nasali, polipi nasali, sinusiti, bronchiti, polmoniti, malattie linfatiche. Secchezza nei capelli, peli, mucose. Edemi, gonfiori (specie al viso). **In Deficit:** fisico fragile, linfatismo, pallore, tosse ai cambiamenti di temperatura e umidità, respiro corto, nei e verruche sulla pelle, perdita di peli e capelli, unghie secche e fragili, facile sudorazione, respiro corto, vie respiratorie congeste. **In Eccesso:** schiena e postura rigida, stipsi con feci dure e scarsa peristalsi, scarsa sudorazione, urine scarse, unghie secche e fragili. Tristezza o angoscia ingiustificata. Assolutista, dogmatico, represso, formale, pignolo.

- CUORE: angiomi e stasi venose; agitazione, insonnia, sonno disturbato, confusione mentale, vuoti di memoria, poca sudorazione o troppa ingiustificata, problemi legati alla parola, piangere o ridere senza ragione. In sindrome **da eccesso:** viso arrossato, poss. afte in bocca, lingua con punta arrossata, vampate, eczema secco. In sindrome **da deficit:** viso biancastro con rossore diafano, pressione arteriosa bassa, facilità a sentire caldo o freddo, anemia, può svenire facilmente. Visione pessimistica della vita (ipofunzione cuore), emotività eccessiva. Difficoltà a vivere il sentimento dell'amore, dando spazio all'odio, la possibile violenza, sfogabile con lo sport.

- FEGATO: vista come miopia, lipomi (accumuli grasso), dolori dorsali; tic facciali, crampi, contratture, arti rigidi, debolezza muscolare e dei legamenti, frequenti storte, paralisi facciali, ipoglicemia, sbalzi di pressione arteriosa, seborrea (pelle e cuoio capelluto grassi), foruncolosi, contratture cervicali, tendiniti, vertigini, ronzii alle orecchie, capogiri, stipsi, sciatica, colite, dolori intercostali, bruciori di stomaco, dolori al seno, alle orecchie o agli occhi, bolo isterico, bruciori di stomaco, cisti, cirrosi, tumore, cefalee temporali e occipitali, nevralgie, malattie dei nervi periferici, tiroiditi, prostatiti, dolori mestruali, sindrome premestruale. Reagire in maniera esagerata, andare in panico, o non reagire davanti un problema; distrarsi da programmi

⑩ CISTIFELLEA: Calcoli biliari, malattie epatiche. Sensazione di sconfitta. Non è molto chiaro o è eccessivo il senso della verità e del giusto. Tendenza a manipolare gli altri.

⑩ MILZA-PANCREAS: Emorroidi, lividi, emorragie funzionali uterine, fragilità capillare, vene varicose. Cute giallastra. Senso di pesantezza e dolori agli arti, calo di energia, debolezza, mancanza di appetito, gonfiori e tensioni addominali, magrezza eccessiva, anoressia, obesità astenica, ritenzione idrica, distensione addominale, gengive dolenti, feci molli con cibo non totalmente digerito, diarree croniche, difficoltà al respiro. Prolasso uterino o vescicale, prostata ingrossata, ptosi dei reni o dello stomaco, ernie, carenza di piastrine nel sangue. Atrofizzazione dei muscoli, muscoli che si atrofizzano, pelle flaccida, rugosa. Cistiti e prostatiti (se si associa umidità-calore). Sindrome da Deficit d'Attenzione (ADD, Attention Deficit Disorder).

⑩ RENI: cattiva circolazione e per tutti i dolori persistenti; potenza sessuale (astenia, impotenza sessuale, infertilità), osteoporosi, difficoltà di memoria e concentrazione, perdita denti e/o capelli, invecchiamento precoce, malattie neurologiche (sclerosi multipla, morbo d'Alzheimer, morbo di Parkinson). Asma. Calo dell'udito, acufeni. Disturbi sensitivi e motori, disturbi della distribuzione ed escrezione dei liquidi, freddolosità e debolezza dalla schiena in giù, dolori lombari, dolori e debolezza alle ginocchia. Malattie dell'apparato riproduttivo, delle vie urinarie, vari problemi in zona anale e uretrale. Nel bambino: difficoltà di crescita, costituzione delicata, ritardo mentale. **In deficit yang:** urine scarse, calcolosi urinaria, sclerosi arteriosa, artrosi, rigidità delle articolazioni, degenerazioni ossee, perdita di denti, ipertensione, colorito bronzeo e scuro, ipersensibilità ai rumori, stipsi. **In deficit yin:** ronzii, disturbi all'udito con ipoacusia, astenia, impotenza, infertilità, mancanza della libido, debolezza dalla schiena in giù con rigidità della colonna vertebrale, osteoporosi, pelle rugosa, capelli fragili e grigi, calore sul palmo delle mani, ai piedi e al torace, diuresi frequente, vampate. Introverso, ipocondriaco, difficoltà nel fidarsi degli altri, avaro, sospettoso, cinico, ipercritico, fobico, pessimista.

- GROSSO INTESTINO: Problemi di evacuazione (riferito a tutti gli organi), diarrea, costipazione, stipsi, dolori, meteorismo, flatuenza, malattie intestinali e di conseguenza problemi polmonari. Incapacità di buttar fuori le emozioni. Trattenere le cose, paura di sbagliare, di fallire. Rifiuto di allentarsi alla vita e alle emozioni. Eccessiva riservatezza o timidezza.

- INTESTINO TENUE: alterazioni circolatorie (stasi, vene profonde); Ulcera, diarrea, stipsi (eccessivo Calore). Difficoltà di assimilare le esperienze.

- VESCICA: enuresi (incontinenza notturna) nei bambini, ripetute cisti nelle bambine). Cistiti. Paure nei confronti dei genitori o da chi ne fa le veci (anche insegnanti, maestri, nonni...) o antenati (nonni...). Paura di cambiare o abbandonare abitudini, convinzioni, schemi, o modi di pensare o agire.

- ⑩ STOMACO: gonfiore stomaco con pesantezza gambe (entrambe). Acidità gastrica, vomito, ulcere, tumori. Tendenza a "rimurginare", a pensare e ripensare alle cose in maniera eccessiva.

ORDINE ALFABETICO DEI RIMEDI

Nei casi sotto elencati lavorare anche l'Organo o il Viscere accoppiato.

Acidità gastrica: Stomaco

Acufeni: Reni

ADD, Attention Deficit Disorder (Sindrome da Deficit d'Attenzione): Milza-Pancreas

Addome, gonfiori e tensioni: Milza-Pancreas

Afte in bocca: Cuore

Agitazione: Cuore

Allergie (polmoni/pelle): Polmoni

Amore, difficoltà a vivere il sentimento: Cuore

Andare in panico o non reagire davanti un problema: Fegato

Anemia: Cuore

Angiomi: Cuore

Angoscia ingiustificata: Polmoni

Ano, problemi vari: Reni

Anoressia: Milza-Pancreas

Apparato riproduttivo, malattie: Reni

Appetito, mancanza: Milza-Pancreas

Arti rigidi: Fegato

Arti, pesantezza e dolori: Milza-Pancreas

Articolazioni, rigidità: Reni

Artrosi: Reni

Asma: Reni

Assolutista, essere: Polmoni

Astenia: Reni

Avarizia: Reni

Bolo isterico: Fegato

Bronchiti: Polmoni

Bruciori di stomaco: Fegato

Calcoli biliari: Cistifellea

Calcolosi urinaria: Reni

Capelli fragili e grigi: Reni

Capelli, perdita: Reni

Capogiri: Fegato

Cefalee temporali e occipitali: Fegato

Cinico, essere: Reni

Circolazione cattiva: Reni

Circolazione, alterazioni(stasi, vene profonde):
Intestino Tenue

Cirrosi: Fegato

Cisti ripetute nelle bambine: Vescica

Cisti: Fegato

Cistiti e prostatiti: Milza-Pancreas

Cistiti: Vescica

Colite: Fegato

Colonna vertebrale rigida: Reni

Colorito bronzeo e scuro: Reni

Concentrazione, difficoltà: Reni

Confusione mentale: Cuore

Contratture cervicali: Fegato

Contratture: Fegato

Costipazione: Grosso Intestino

Costituzione delicata nel bambino: Reni

Crampi: Fegato

Crescita, difficoltà nel bambino: Reni

Cute giallastra: Milza-Pancreas

Debolezza muscolare e dei legamenti: Fegato

Debolezza: Milza-Pancreas

Degenerazioni ossee: Reni

Denti, perdita: Reni

Dermatiti atopiche: Polmoni

Diarrea: Grosso Intestino, Intestino Tenue, Milza-Pancreas

Diarree croniche: Milza-Pancreas

Difficoltà di assimilare le esperienze: Intestino Tenue

Distensione addominale: Milza-Pancreas

Distrarsi da programmi: Fegato

Disturbi all'udito con ipoacusia: Reni

Disturbi sensitivi e motori: Reni

Diuresi frequente: Reni

Dogmatico: Polmoni

Dolori dorsali: Fegato

Dolori intercostali: Fegato

Dolori mestruali: Fegato

Dolori persistenti: Reni

Dolori intestinali: Grosso Intestino

Eczema secco: Cuore

Eczemi: Polmoni

Edemi: Polmoni

Emorragie funzionali uterine: Milza-Pancreas

Emorroidi: Milza-Pancreas

Emotività eccessiva: Cuore

Emozioni, incapacità di buttar fuori: Grosso Intestino

Energia, calo: Milza-Pancreas

Enuresi (incontinenza notturna) nei bambini: Vescica

Ernie: Milza-Pancreas

Evacuazione, problemi (riferito a tutti gli organi): Grosso Intestino

Facilità a sentire caldo o freddo: Cuore

Feci molli con cibo non totalmente digerito: Milza-Pancreas

Fidarsi degli altri, difficoltà: Reni

Fisico fragile: Polmoni

Flatuenza: Grosso Intestino

Fobico: Reni

Formale, essere: Polmoni

Foruncolosi: Fegato

Fragilità capillare: Milza-Pancreas

Gengive dolenti: Milza-Pancreas

Ginocchia, dolori e debolezza: Reni

Gonfiori (specie al viso): Polmoni

Impotenza sessuale: Reni

Infertilità: Reni

Insonnia: Cuore

Intestino, malattie, e di conseguenza anche problemi polmonari: Grosso Intestino

Introverso, essere: Reni

Invecchiamento precoce: Reni

Ipercritico, essere: Reni

Ipersensibilità ai rumori: Reni

Ipertensione: Reni

Ipocondriaco, essere: Reni

Ipoglicemia: Fegato

Libido, mancanza della: Reni

Linfatiche, malattie: Polmoni

Linfatismo: Polmoni (vedi anche liquidi e ritenzione idrica)

Lingua con punta arrossata: Cuore

Lipomi (accumuli grasso): Fegato

Liquidi, disturbi della distribuzione ed escrezione: Reni (vedi anche linfatismo e ritenzione idrica)

Lividi: Milza-Pancreas

Lombari, dolori: Reni

Magrezza eccessiva: Milza-Pancreas

Malattie epatiche: Cistifellea

Malattie neurologiche: Reni

Mani calde: Reni

Manipolare gli altri, tendenza a: Cistifellea

Memoria, difficoltà: Reni

Meteorismo: Grosso Intestino

Miopia: Fegato

Morbo d'Alzheimer: Reni

Morbo di Parkinson: Reni

Muscoli che si atrofizzano: Milza-Pancreas

Naso, ostruzioni: Polmoni

Nei e verruche sulla pelle: Polmoni

Nervi periferici, malattie: Fegato

Nevralgie: Fegato

Obesità astenica: Milza-Pancreas

Occhi, dolori: Fegato

Orecchie, dolori: Fegato

Osteoporosi: Reni

Ostruzioni nasali: Polmoni

Pallore: Polmoni

Paralisi facciali: Fegato

Parola, problemi legati alla: Cuore

Paura di cambiare o abbandonare abitudini, convinzioni, schemi, o modi di pensare o agire: Vescica

Paura di fallire: Grosso Intestino

Paura di sbagliare: Grosso Intestino

Paure nei confronti dei genitori o da chi ne fa le veci (anche insegnanti, maestri, nonni...) o antenati (nonni...): Vescica

Pelle flaccida, rugosa: Milza-Pancreas

Pelle rugosa: Reni

Pelle secca e/o che si desquama, umidiccia, grigia, spenta: Polmoni

Pensare e ripensare alle cose in maniera eccessiva, tendenza a "rimurginare": Stomaco

Perdita dell'olfatto: Polmoni

Perdita di peli e capelli: Polmoni

Pesantezza e dolori agli arti: Milza-Pancreas

Pessimismo della vita (ipofunzione cuore): Cuore, Reni

Piangere senza ragione: Cuore

Piastrine nel sangue, carenza: Milza-Pancreas

Piedi caldi: Reni

Pignolo, essere: Polmoni

Polipi nasali: Polmoni

Polmoniti: Polmoni

Potenza sessuale: Reni

Pressione arteriosa bassa: Cuore

Pressione arteriosa, sbalzi: Fegato

Prolasso uterino o vescicale: Milza-Pancreas

Prostata ingrossata: Milza-Pancreas

Prostatiti: Fegato

Psoriasi: Polmoni

Ptosi dei reni o dello stomaco: Milza-Pancreas

Reagire in maniera esagerata: Fegato

Represso, essere: Polmoni

Respirazione, problemi in senso generale: Polmoni

Respiro corto: Polmoni

Respiro, difficoltà: Milza-Pancreas

Ridere senza ragione: Cuore

Rifiuto di allentarsi alla vita e alle emozioni:
Grosso Intestino

Riniti: Polmoni

Riservatezza eccessiva: Grosso Intestino

Ritardo mentale: Reni

Ritenzione idrica: Milza-Pancreas (vedi anche liquidi)

Ronzii alle orecchie: Fegato, Reni

Sciatalgia: Fegato

Sclerosi arteriosa: Reni

Sclerosi multipla: Reni

Seborrea (pelle e cuoio capelluto grassi): Fegato

Secchezza nei capelli, peli, mucose: Polmoni

Seno, dolori: Fegato

Sensazione di sconfitta: Cistifellea

Schiena e postura rigida: Polmoni

Schiena in giù, freddolosità e debolezza: Reni

Sindrome da Deficit d'Attenzione (ADD, Attention Deficit Disorder): Milza-Pancreas

Sindrome premestruale: Fegato

Sinusiti: Polmoni

Sonno disturbato: Cuore

Sospettoso, essere: Reni

Sport eccessivo: Cuore

Stasi venose: Cuore

Stipsi (eccessivo Calore): Intestino Tenue

Stipsi con feci dure e scarsa peristalsi: Polmoni

Stipsi: Fegato, Grosso Intestino, Reni

Stomaco, gonfiore con pesantezza gambe (entrambe): Stomaco

Storte frequenti: Fegato

Sudorazione facile: Polmoni

Sudorazione poca o troppa ingiustificata: Cuore

Sudorazione scarsa: Polmoni

Svenimento facile: Cuore

Tendiniti: Fegato

Tic facciali: Fegato

Timidezza eccessiva: Grosso Intestino

Tiroiditi: Fegato

Torace caldo: Reni

Tosse ai cambiamenti di temperatura e umidità: Polmoni

Trattenere le emozioni: Grosso Intestino

Tristezza: Polmoni

Udito, calo: Reni

Ulcera: Intestino Tenue, Stomaco

Unghie secche e fragili: Polmoni

Uretra, problemi vari: Reni

Urine scarse: Polmoni

Urine scarse: Reni

Vampate di calore: Cuore, Reni

Vene varicose: Milza-Pancreas

Vertigini: Fegato

Vie respiratorie congeste: Polmoni

Vie urinarie, malattie: Reni

Violenza: Cuore

Viso arrossato: Cuore

Viso biancastro con rossore diafano: Cuore

Vomito: Stomaco

Vuoti di memoria: Cuore

A CHI NON DEVE

ESSERE USATO

- Diabete insulino-dipendente.

- Stati febbrili di cui non si conoscono le origini.

- Malattie irreversibili (non si lavorano i metameri e i punti del piede riflessi all'organo colpito).

- In casi d'infarto (fino a 3-6 mesi dopo).

- Portatori di pacemaker, non si lavora la zona del cuore.

- Per donne incinte: non ci sono controindicazioni a riguardo, ma per evitare inconvenienti come sblocchi emotivi che possono disturbare il "quieto vivere" è consigliabile non applicare il trattamento, specialmente nei primi tre mesi di gravidanza.